· 中医考试必备掌中宝典

针

主　编　于丽芳
编　委　代文杰　马晓鹏　申仲凯　王　花
王旭东　药红霞　王雅琴

山西传媒出版集团
山西科学技术出版社

图书在版编目(CIP)数据

针灸学/于丽芳主编. —2版. —太原:山西科学技术出版社,2012.9(2025.1重印)
(中医考试必备掌中宝典)
ISBN 978-7-5377-4242-9

Ⅰ.①针… Ⅱ.①于… Ⅲ.①针灸学—中医师—资格考试—自学参考资料 Ⅳ.①R245

中国版本图书馆CIP数据核字(2012)第174416号

·中医考试必备掌中宝典·

针灸学

主　编　于丽芳
出　版　山西出版传媒集团·山西科学技术出版社(太原建设南路21号 邮编:030012)
发　行　山西出版传媒集团·山西科学技术出版社(电话:0351—4922121)
印　刷　山西基因包装印刷科技股份有限公司
开　本　890mm×1240mm　1/128　印张　1.5　字数　54千字
版　次　2012年9月第2版　2025年1月第25次印刷
书　号　ISBN 978-7-5377-4242-9
定　价　5.00元

目　录

第一章　十二经脉

一、手太阴肺经

【经脉循行】　起于中焦，向下联络大肠，回绕过来沿着胃的上口，通过横膈属于肺脏，从肺系横行出来，向下沿着上臂内侧，下行到肘窝中，沿着前臂内侧前缘，进入寸口，经过手掌大鱼际边缘，出拇指桡侧端。

手腕后方的支脉，从列缺处分出，沿着臂侧走向食指的桡侧端，与手阳明大肠经相接。

【主要病候】　咳嗽，气喘，少气不足以息，咳血，伤风，胸部胀满，咽喉肿痛，缺盆部及手臂内侧前缘痛，肩背部寒冷、疼痛等症。

【主治概要】 主治喉、胸、肺病及经脉循行部位的其他病证。

【本经腧穴】 起于中府,止于少商,左右各11个穴位。

1. 中府

【定位】正坐或仰卧,在胸前壁的外上方,云门下1寸,平第一肋间隙,距前中线6寸。

【操作】向外斜刺0.5~0.8寸,不可向内侧深刺;可灸。

【主治】咳嗽,气喘,胸痛,胸中烦满,肩背痛。

2. 云门

【定位】正坐或仰卧。在胸前壁的外上方,肩胛骨喙突上方,锁骨下窝凹陷处,距前正中线6寸。以手叉腰,在锁骨外端下缘出现一个三角形的凹陷,凹陷的正中即是云门。

【操作】向外斜刺0.5~0.8寸,不可向内侧深刺;可灸。

【主治】咳嗽,气喘,胸痛,胸中烦热,肩痛。

3. 天府

【定位】正坐上臂自然下垂。在臂内侧面,肱二头肌桡侧缘,腋前纹头下3寸处。

【操作】直刺0.3~0.5寸;可灸。

【主治】气喘,鼻衄,瘿气,上臂内侧痛。

4. 侠白

【定位】正坐上臂自然下垂。在臂内侧面,肱二头肌桡侧缘,腋前纹头下4寸,或肘横纹上5寸处。

【操作】直刺0.5~0.8寸;可灸。

【主治】咳嗽，气喘，烦满，干呕，心痛，上臂内侧痛。

5. 尺泽

【定位】仰掌，微屈肘。在肘横纹中，肱二头肌腱桡侧凹陷处。

【操作】直刺0.5～0.8寸，或点刺出血；可灸。

【主治】咳嗽，气喘，咯血，潮热，咽喉肿痛，胸部胀满，小儿惊风，吐泻，肘臂挛痛。

6. 孔最

【定位】微屈肘，掌心相对，或伸前臂仰掌。在前臂掌面桡侧，尺泽与太渊连线上，腕横纹上7寸。

【操作】直刺0.5～0.8寸；可灸。

【主治】咳嗽，气喘，咯血，鼻衄，咽喉肿痛，失音，痔疮，热病无汗，头痛，肘臂挛痛。

7. 列缺

【定位】微屈肘，侧腕掌心相对。在前臂桡侧缘，桡骨茎突上方，腕横纹上 1.5 寸。当肱桡肌与拇长展肌腱之间。两手虎口自然平直交叉，一手食指按在另一手桡骨茎突上，指尖下凹陷中是穴。

【操作】向肘部斜刺 0.2～0.3 寸；可灸。

【主治】咳嗽，气喘，咽喉肿痛，偏正头痛，项强，牙痛。

8. 经渠

【定位】伸臂仰掌。在前臂掌面桡侧，桡骨茎突与桡动脉之间凹陷处，腕横纹上 1 寸。

【操作】直刺 0.2～0.3 寸；禁灸。

【主治】咳嗽，气喘，喉痹，胸痛，手腕痛。

9. 太渊

【定位】伸臂仰掌。在腕掌侧横纹桡侧，桡动脉搏动处。

【操作】避开桡动脉，直刺0.2~0.3寸；可灸。

【主治】咳嗽，气喘，咳血，胸痛，缺盆中痛，喉痹，腕臂痛，无脉症。

10. 鱼际

【定位】侧腕掌心相对，自然半握拳。在手拇指本节（第一掌指关节）后凹陷处，约第一掌骨中点桡侧，赤白肉际处。

【操作】直刺0.5~0.8寸；可灸。

【主治】咳嗽，咳血，失音，喉痹，咽干，发热。

11. 少商

【定位】伸拇指。在拇指末节桡侧，距指甲角0.1寸。

【操作】浅刺0.1寸，或点刺出血；可灸。

【主治】咳嗽，气喘，喉痹，鼻衄，中暑，发热，昏迷，癫狂，指腕挛急。

二、手厥阴心包经

【经脉循行】 起于胸中，出属心包络，向下通过横膈，从胸至腹依次联络上、中、下三焦。

胸中支脉，沿着胸内出于胁部，当腋下3寸处向上到腋下，沿上臂内侧，行于手太阴和手少阴之间，进入肘窝中，向下行于前臂两筋之间，进入掌中，沿着中指到指端。

掌中支脉，从掌中分出，沿无名指到指端，与少阳三焦经相接。

【主要病候】 心痛，胸闷，心悸，心烦，癫狂，腋肿，肘臂挛急，掌心发热等症。

【主治概要】 主治心、胸、胃、神志病以及经脉循行部位的其他病证。

【本经腧穴】 起于天池，止于中冲，左右各9个穴位。

1. 天池

【定位】正坐或仰卧位。在胸部，当第四肋间隙，乳头外1寸，前正中线旁开5寸。

【操作】斜刺或平刺0.3～0.5寸；可灸。

【主治】咳嗽，气喘，胸闷，胸痛，乳痈，瘰疬，腋下肿痛。

2. 天泉

【定位】正坐或仰卧。在臂内侧，当腋前纹头下2寸，肱二头肌的长、短头之间。

【操作】直刺0.5～0.8寸；可灸。

【主治】心悸，咳嗽，胸胁胀痛，臂痛。

3. 曲泽

【定位】正坐或仰卧。在肘横纹中，当肱二头肌腱的尺侧缘。

【操作】直刺 0.8～1 寸，或点刺出血；可灸。

【主治】心痛，心悸，咳嗽，胃痛，呕吐，泄泻，热病，中暑，肘臂痛。

4. 郄门

【定位】正坐或仰卧，仰掌。在前臂掌侧，当曲泽与大陵的连线上，腕横纹上 5 寸，掌长肌腱与桡侧腕屈肌腱之间。

【操作】直刺 0.5～1 寸；可灸。

【主治】心痛，心悸，胃痛，呕血，咳血，肘臂痛，疔疮，癫狂，痫证。

5. 间使

【定位】正坐或仰卧，仰掌。在前臂掌侧，当曲泽与大陵的连线上，腕横纹上3寸，掌长肌腱与桡侧腕屈肌腱之间。

【操作】直刺0.5～1寸；可灸。

【主治】心痛，心悸，胃痛，呕吐，热病，疟疾，肘臂痛，癫狂，痫证。

6. 内关

【定位】正坐或仰卧，仰掌。在前臂掌侧，当曲泽与大陵的连线上，腕横纹上2寸，掌长肌腱与桡侧腕屈肌腱之间。

【操作】直刺0.5～1寸；可灸。

【主治】心痛，心悸，胸痛，胃痛，呕吐，呃逆，失眠，头痛，癫狂，痫证，癔病，热病，肘臂挛痛。

7. 大陵

【定位】正坐或仰卧,仰掌。在腕横纹的中点处,当掌长肌腱与桡侧腕屈肌腱之间。

【操作】直刺0.3~0.5寸;可灸。

【主治】心痛,心悸,胸胁痛,胃痛,呕吐,癫狂,痫证,手腕臂痛,腕下垂。

8. 劳宫

【定位】正坐或仰卧,仰掌。在手掌心,当第二、三掌骨之间偏于第三掌骨,握拳屈指时中指尖处。

【操作】直刺0.3~0.5寸;可灸。

【主治】心痛,中风昏迷,癫狂,中暑,鹅掌风,口疮,口臭。

9. 中冲

【定位】正坐或仰卧，在手中指末节尖端中央。

【操作】浅刺0.1寸，或点刺出血。

【主治】心烦，心痛，舌强肿痛，中风昏迷，中暑，热病。

三、手少阴心经

【经脉循行】 起于心中，出属心系，向下通过横膈，联络小肠。

上行支脉，从心系向上，沿咽喉至目系。

其直行主干，从心系上行至肺，再向下浅出腋下，沿上臂内侧后缘到达肘窝，沿前臂内侧后缘至掌后豌豆骨部，进入掌内，沿小指桡侧至末端，与手太阳小肠经相接。

【主要病候】 心痛，咽干，口渴，目黄，胁痛，上臂内侧痛，手心发热等症。

【主治概要】 主治心、胸、神志病以及经脉循行部位的其他病证。

【本经腧穴】 起于极泉,止于少冲,左右各9个穴位。

1. 极泉

【定位】正坐或仰卧位,上臂外展。在腋窝顶点,腋动脉搏动处。

【操作】避开动脉,直刺0.2~0.3寸;可灸。

【主治】心痛,心悸,胁肋疼痛,肘臂冷痛,上肢不遂,瘰疬。

2. 青灵

【定位】正坐或仰卧位,举臂。在臂内侧,当极泉与少海的连线上,肘横纹上3寸,肱二头肌的内侧沟中。

【操作】直刺0.3~0.5寸;可灸。

【主治】目黄，头痛，胁痛，肩臂痛，腋下肿痛。

3. 少海

【定位】正坐。屈肘，在肘横纹内侧端与肱骨内上髁连线的中点处。

【操作】直刺或斜刺 0.5 ~ 1 寸；可灸。

【主治】心痛，头痛，肘臂挛痛、麻木，腋胁痛，癫狂，痫证。

4. 灵道

【定位】正坐，仰掌。在前臂掌侧，当尺侧腕屈肌腱的桡侧缘，腕横纹上 1.5 寸。

【操作】直刺 0.3 ~ 0.5 寸；可灸。

【主治】心悸怔忡，心痛，悲恐善笑，暴喑，手麻不仁。

5. 通里

【定位】正坐，仰掌。在前臂掌侧，当尺侧腕屈肌腱的桡侧缘，腕横纹上1寸。

【操作】直刺0.3~0.5寸；可灸。

【主治】暴喑，舌强不语，心悸怔忡，头痛目眩，腕臂内后侧痛。

6. 阴郄

【定位】正坐，仰掌。在前臂掌侧，当尺侧腕屈肌腱的桡侧缘，腕横纹上0.5寸。

【操作】直刺0.3~0.5寸；可灸。

【主治】心痛，心悸，惊恐，骨蒸盗汗，吐血，衄血，失语，腕痛。

7. 神门

【定位】正坐，仰掌。在腕部，腕掌侧横纹尺侧端，尺侧腕屈肌腱的桡侧凹陷处。

【操作】直刺 0.3～0.4 寸；可灸。

【主治】心痛，心烦，心悸怔忡，健忘失眠，胸胁痛，癫狂，痫证，腕痛。

8. 少府

【定位】正坐。在手掌面，第四、五掌骨之间，握拳时，当小指尖处。

【操作】直刺 0.2～0.3 寸；可灸。

【主治】心悸，胸痛，阴痒，阴痛，掌中热，手小指挛痛。

9. 少冲

【定位】正坐。在手小指末节桡侧，距指甲角 0.1 寸。

【操作】浅刺 0.1 寸，或点刺出血；可灸。

【主治】心痛，心悸，胸胁痛，癫狂，热病，昏迷。

四、手阳明大肠经

【经脉循行】 起于食指末端，沿着食指桡侧缘向上，通过第一、第二掌骨之间，进入两筋（拇长伸肌腱和拇短伸肌腱）之间，沿前臂桡侧，进入肘外侧，再沿上臂外侧前缘，上走肩端，沿肩峰前缘，向上交会到第七颈椎棘突下，再向前下行到锁骨上窝，络于肺，通过膈肌，属于大肠。

颈部支脉，从锁骨上窝分出，上行颈部，通过面颊，进入下齿中，回绕至上唇，交叉于人中，左脉向右，右脉向左，上行挟着鼻孔到鼻翼两旁，与足阳明胃经相接。

【主要病候】 腹痛，肠鸣，泄泻，便秘，痢疾，咽喉肿痛，鼻流清涕或出血，以及经脉循行部位疼痛，热肿或寒冷等症。

【主治概要】 主治头面，五官，咽喉病，热病及经脉循行部位的其他病证。

【本经腧穴】 起于商阳，止于迎香，左右各20个穴位。

1. 商阳

【定位】伸食指。在食指末节桡侧，距指甲角0.1寸。

【操作】浅刺0.1寸，或点刺出血；可灸。

【主治】咽喉肿痛，颐颔肿，齿痛，耳鸣，耳聋，青盲，热病，昏厥，食指麻木。

2. 二间

【定位】侧腕对掌，半握拳。在食指本节（第二掌指关节）前，桡侧凹陷处。

【操作】直刺0.2～0.3寸；可灸。

【主治】目痛，鼻衄，齿痛，口眼㖞斜，喉痹，食指屈伸不利，热病。

3. 三间

【定位】侧腕对掌，自然半握拳。在手食指本节（第二掌指关节）后，桡侧凹陷处。

【操作】直刺0.3～0.5寸；可灸。

【主治】目痛，齿痛，咽喉肿痛，腹满肠鸣，指掌关节肿痛。

4. 合谷

【定位】侧腕对掌，自然半握拳。在手背，第一、二掌骨间，第二掌骨桡侧的中点处。以一手的拇指指骨关节横纹，放在另一手拇、食指之间的指蹼缘上，当拇指尖下是穴。

【操作】直刺0.5～0.8寸；可灸。

【主治】头痛，眩晕，鼻衄，齿痛，面肿，口眼㖞斜，痄腮，指臂痛，上肢不遂，腹痛，便秘，发热，无汗多汗，瘾疹，滞产。

5. 阳溪

【定位】侧腕对掌，伸前臂。在腕背横纹桡侧，手拇指向上翘起时，当拇短伸肌腱与拇长伸肌腱之间的凹陷中。

【操作】直刺0.3～0.5寸；可灸。

【主治】头痛，目赤，耳鸣，耳聋，咽喉肿痛，齿痛，腕痛。

6. 偏历

【定位】侧腕对掌，伸前臂。屈肘，在前臂背面桡侧，当阳溪与曲池连线上，腕横纹上3寸。

【操作】直刺或斜刺0.3～0.5寸；可灸。

【主治】目赤，耳聋，耳鸣，鼻衄，喉痛，肩臂肘腕疼痛，水肿。

7. 温溜

【定位】侧腕对掌，伸前臂。屈肘，在前臂背面桡侧，当阳溪与曲池连线上，腕横纹上5寸。

【操作】直刺0.5～0.8寸；可灸。

【主治】头痛，面肿，口舌肿痛，咽喉肿痛，肠鸣腹痛，肩臂痛，癫痫。

8. 下廉

【定位】侧腕对掌，伸前臂。在前臂背面桡侧，当阳溪与曲池连线上，肘横纹下4寸。

【操作】直刺0.5～0.8寸；可灸。

【主治】头风，眩晕，目痛，肘臂痛，腹痛，腹胀。

9. 上廉

【定位】侧腕对掌，伸前臂。在前臂背面桡侧，当阳溪与曲池连线上，肘横纹下3寸。

【操作】直刺0.5~0.8寸；可灸。

【主治】头痛，肩臂酸痛麻木，半身不遂，腹痛，肠鸣，泄泻。

10. 手三里

【定位】侧腕对掌，伸前臂。在前臂背面桡侧，当阳溪与曲池连线上，肘横纹下2寸。

【操作】直刺0.5~0.8寸；可灸。

【主治】齿痛，颊肿，手臂麻痛，肘挛不伸，上肢不遂，吐泻。

11. 曲池

【定位】侧腕，屈肘。在肘横纹外侧端，屈肘，当尺泽与肱骨外上髁连线中点。

【操作】直刺0.8~1.2寸;可灸。

【主治】热病,咽喉肿痛,齿痛,瘰疬,瘾疹,手臂肿痛,上肢不遂,腹痛,吐泻,痢疾,高血压,癫狂。

12. 肘髎

【定位】正坐屈肘,自然垂上臂。在肘外侧,屈肘,曲池上方1寸,当肱骨边缘处。

【操作】直刺0.5~0.8寸;可灸。

【主治】肘臂疼痛、拘挛、麻木。

13. 手五里

【定位】正坐,自然垂上臂。在臂外侧,当曲池与肩髃连线上,曲池上3寸处。

【操作】避开动脉，直刺0.5～0.8寸；可灸。

【主治】肘臂挛急、疼痛，瘰疬。

14. 臂臑

【定位】正坐，自然垂上臂。在臂外侧，三角肌止点外，当曲池与肩髃连线上，曲池上7寸。

【操作】直刺或斜刺0.8～1.2寸；可灸。

【主治】肩臂疼痛，颈项拘急，瘰疬，目疾。

15. 肩髃

【定位】外展上臂平肩，肩臂活动困难者可自然垂臂。在肩部，三角肌上，臂外展，或向前平伸时，当肩峰前下方凹陷处。

【操作】直刺或向下斜刺0.5～1.2寸；可灸。

【主治】肩臂疼痛，半身不遂，瘾疹，瘰疬，瘿气。

16. 巨骨

【定位】正坐。在肩上部，当锁骨肩峰端与肩胛冈之间凹陷处。

【操作】直刺0.4～0.8寸；不可深刺，以免刺入胸腔造成气胸，或向外下方斜刺0.5～1寸；可灸。

【主治】肩背手臂疼痛，不得屈伸，瘰疬，瘿气。

17. 天鼎

【定位】正坐微仰头，或仰卧位。在颈外侧部，胸锁乳突肌后缘，当喉结旁，扶突与缺盆连线中点。

【操作】直刺0.3～0.5寸；可灸。

【主治】咽喉肿痛，暴喑，气梗，瘿气，瘰疬。

18. 扶突

【定位】正坐微仰头，或仰卧位。在颈外侧部，喉结旁，当胸锁乳突肌的前、后缘之间。

【操作】直刺0.5~0.8寸;可灸。

【主治】咳嗽,气喘,咽喉肿痛,暴喑,瘿气,瘰疬。

19. 口禾髎

【定位】正坐或仰卧。在上唇部、鼻孔外缘直下,平水沟穴。

【操作】直刺或斜刺0.3~0.5寸;可灸。

【主治】鼻衄,鼻塞,鼻流清涕,口㖞,口噤。

20. 迎香

【定位】正坐或仰卧。在鼻翼外缘中点旁,当鼻唇沟中。

【操作】斜刺或平刺0.3~0.5寸;禁灸。

【主治】鼻塞,不闻香臭,鼻衄,鼻渊,口眼㖞斜,面痒,面肿。

五、手少阳三焦经

【经脉循行】 起于无名指末端，向上出于第四、五掌骨间，沿着腕臂上行前臂外侧桡骨尺骨之间，通过肘肩，沿上臂外侧上达颈部，交出足少阳胆经的后面，向前进入锁骨上窝，分布于膻中，联络心包，向下通过横膈，从胸至腹，属于上、中、下三焦。

胸中的支脉，从膻中向上，出于锁骨上窝，上走颈外侧，沿耳后直上，出于耳上方，再屈曲向下至面颊，到达眶下部。

耳部支脉，从耳后进入耳中，出走耳前，经过上关交叉于面颊部，到达目外眦，与足少阳相接。

【主要病候】 腹胀，水肿，遗尿，小便不利，耳聋，耳鸣，咽喉肿痛，目赤肿痛，颊肿，耳后、肩臂肘部外侧疼痛等症。

【主治概要】 主治侧头、耳、目、胸胁、咽喉病，热病以及经脉循行部位的其他病证。

【本经腧穴】 起于关冲，止于丝竹空，左右各23个穴位。

1. 关冲

【定位】正坐或仰卧，俯掌。在手环指末节尺侧，距指甲角0.1寸。

【操作】浅刺0.1寸，或点刺出血；可灸。

【主治】头痛，目赤，耳鸣，耳聋，咽喉肿痛，舌强，热病。

2. 液门

【定位】正坐或仰卧，俯掌。在手背部，当第四、五指间，指蹼缘后方赤白肉际处。

【操作】直刺0.3～0.5寸；可灸。

【主治】手背痛，头痛，目赤，耳鸣，齿龈肿痛，疟疾，热病。

3. 中渚

【定位】俯掌,掌心向下。在手背部,当环指本节(掌指关节)的后方,第四、五掌骨间凹陷处。

【操作】直刺0.3~0.5寸;可灸。

【主治】手指不能屈伸,肩背肘臂酸痛,头痛,目赤,耳鸣,耳聋,喉痹,热病,疟疾。

4. 阳池

【定位】正坐或仰卧,俯掌。在腕背横纹中,当指伸肌腱的尺侧缘凹陷处。

【操作】直刺0.3~0.5寸;可灸。

【主治】肘臂腕痛,目痛,咽喉肿痛,疟疾,消渴。

5. 外关

【定位】正坐或仰卧，俯掌。在前臂背侧，当阳池与肘尖的连线上，腕背横纹上2寸，尺骨与桡骨之间。

【操作】直刺0.5~1寸；可灸。

【主治】手指疼痛，肘臂屈伸不利，肩痛，头痛，目赤肿痛，耳鸣，耳聋，热病，胸胁痛。

6. 支沟

【定位】正坐或仰卧，俯掌。在前臂背侧，当阳池与肘尖的连线上，腕背横纹上3寸，尺骨与桡骨之间。

【操作】直刺0.5~1寸；可灸。

【主治】手指震颤，肘臂痛，胁肋痛，耳鸣，耳聋，落枕，热病，便秘。

7. 会宗

【定位】正坐或仰卧，俯掌。在前臂背侧，当腕背横纹上3寸，支沟尺侧，尺骨的桡侧缘。

【操作】直刺0.5~1寸；可灸。

【主治】上肢痹痛，耳鸣，耳聋，痫证。

8. 三阳络

【定位】正坐或仰卧，俯掌。在前臂背侧，腕背横纹上4寸，尺骨与桡骨之间。

【操作】直刺0.5~1寸；可灸。

【主治】手臂痛，耳聋，暴喑，齿痛。

9. 四渎

【定位】正坐或仰卧，俯掌。在前臂背侧，当阳池与肘尖的连线上，肘尖下5寸，尺骨与桡骨之间。

【操作】直刺0.5～1寸；可灸。

【主治】前臂痛，咽喉肿痛，暴喑，暴聋，齿痛。

10. 天井

【定位】正坐或仰卧，屈肘。在臂外侧，屈肘时，当肘尖直上1寸凹陷处。

【操作】直刺0.5～1寸；可灸。

【主治】肘臂痛，耳聋，偏头痛，瘰疬，瘾疹，癫痫。

11. 清冷渊

【定位】正坐或仰卧，屈肘。在臂外侧，屈肘，当肘尖直上2寸，即天井上1寸。

【操作】直刺0.5～1寸；可灸。

【主治】肩臂痛，头痛，目痛，目黄。

12. 消泺

【定位】正坐或侧卧，臂自然下垂。在臂外侧，当清冷渊与臑会连线的中点外。

【操作】直刺0.8~1.2寸；可灸。

【主治】肩臂痛，头痛，齿痛，颈项强痛。

13. 臑会

【定位】正坐或侧卧，臂自然下垂。在臂外侧，当肘尖与肩髎的连线上，肩髎下3寸，三角肌的后下缘。

【操作】直刺0.8~1.2寸；可灸。

【主治】肩臂痛，肩胛肿痛，瘿气，瘰疬。

14. 肩髎

【定位】正坐或俯卧、侧卧。在肩髃后方，当臂外展时，于肩峰后下方呈现凹陷处。

【操作】直刺 0.8 ~ 1.2 寸；可灸。

【主治】肩臂挛痛不遂。

15. 天髎

【定位】正坐或俯卧。在肩胛部，肩井与曲垣的中间，当肩胛骨上角处。

【操作】直刺 0.5 ~ 0.8 寸；可灸。

【主治】肩臂痛，颈项强痛。

16. 天牖

【定位】正坐，侧伏或侧卧。在颈侧部，当乳突的后方直下，平下颌角,胸锁乳突肌的后缘。

【操作】直刺0.5~1寸;可灸。

【主治】项强,头痛,头晕,面肿,目痛,瘰疬,暴聋。

17. 翳风

【定位】正坐,侧伏或侧卧。在耳垂后方,当乳突与下颌角之间的凹陷处。

【操作】直刺0.8~1.2寸;可灸。

【主治】耳鸣,耳聋,聤耳,口眼㖞斜,牙关紧闭,瘰疬,颊肿。

18. 瘈脉

【定位】正坐,侧伏或侧卧。在头部,耳后乳突中央,当角孙至翳风之间,沿耳轮连线的中、下1/3的交点处。

【操作】平刺0.3~0.5寸,或点刺出血;可灸。

【主治】耳鸣,耳聋,头痛,小儿惊痫。

19. 颅息

【定位】正坐,侧伏或侧卧。在头部,当角孙至翳风之间,沿耳轮连线的上、中1/3的交点处。

【操作】平刺0.3~0.5寸;可灸。

【主治】耳鸣,耳聋,头痛,小儿惊痫。

20. 角孙

【定位】正坐,侧伏或侧卧。在头部,折耳郭向前,当耳尖直上入发际处。

【操作】平刺0.3~0.5寸;可灸。

【主治】颊肿,目翳,齿痛,偏头痛,项强。

21. 耳门

【定位】正坐，侧伏或侧卧。在面部，当耳屏上切迹的前方，下颌骨髁突后缘凹陷处。

【操作】直刺0.5~1寸；可灸。

【主治】耳鸣，耳聋，聤耳，齿痛。

22. 耳和髎

【定位】正坐，侧伏或侧卧、仰卧。在头侧部，当鬓发后缘，平耳郭根之前方，颞浅动脉的后缘。

【操作】避开动脉，斜刺0.3~0.5寸；可灸。

【主治】头痛，耳鸣，牙关拘急，颌肿。

23. 丝竹空

【定位】正坐或仰卧。在面部，当眉梢凹陷处。

【操作】平刺0.5~1寸;不灸。

【主治】偏头痛,目眩,目赤肿痛,眼睑瞤动,齿痛,癫痫。

六、手太阳小肠经

【经脉循行】 起于手小指外侧端,沿着手背尺侧至腕部,出于尺骨茎突,直上沿着前臂外侧后缘,经尺骨鹰嘴与肱骨内上髁之间,沿上臂外侧后缘,出于肩关节,绕行肩胛部,交会于肩上,向下进入锁骨上窝,联络心脏,沿着食管,通过横膈,到达胃部,属于小肠。

颈部支脉,从缺盆上行,沿着颈部,上经面颊至目外眦,弯向后进入耳中。

面颊部支脉,从面颊部分出,上向颧骨抵于鼻旁,至目内眦,与足太阳膀胱经相接。

【主要病候】 少腹痛，腰脊痛引睾丸，耳聋。目黄，颊肿，咽喉肿痛，肩臂外侧后缘痛等症。

【主治概要】 主治头、项、耳、目、咽喉病，热病，神志病以及经脉循行部位的其他病证。

【本经腧穴】 起于少泽，止于听宫，左右各 19 个穴位。

1. 少泽

【定位】俯掌。在手小指末节尺侧，距指甲根角 0.1 寸。

【操作】浅刺 0.1 寸，或点刺出血；可灸。

【主治】头痛，目翳，项强，咽喉肿痛，肩臂外后侧疼痛，手小指麻木，乳痈，乳汁少，热病，昏迷。

2. 前谷

【定位】自然半握拳。在手尺侧，微握拳，当小指本节（第五掌指关节)前的掌指横纹头赤白肉际。

【操作】直刺0.2~0.3寸;可灸。

【主治】手指麻木,头痛,目痛,目翳,耳鸣,咽喉肿痛,热病,产后无乳,癫痫。

3. 后溪

【定位】自然半握拳。在手掌尺侧,微握拳,当小指本节(第五掌指关节)后的远侧掌横纹头赤白肉际。

【操作】直刺0.5~0.8寸;可灸。

【主治】手指及肘臂挛急,头项强痛,耳聋,目赤目翳,咽喉肿痛,腰背痛,疟疾,癫狂,痫证。

4. 腕骨

【定位】俯掌。在手掌尺侧,当第五掌骨基底与钩骨之间的凹陷处赤白肉际。

【操作】直刺0.3～0.5寸；可灸。

【主治】指挛腕痛，头痛，项强，耳鸣，目翳，黄疸，热病，疟疾，消渴。

5. 阳谷

【定位】俯掌。在手腕尺侧，当尺骨茎突与三角骨之间的凹陷处。

【操作】直刺0.3～0.5寸；可灸。

【主治】腕痛，颈颔肿，齿痛，头痛目眩，耳鸣，耳聋，癫狂。

6. 养老

【定位】侧腕对掌。在前臂背面尺侧，当尺骨小头近端桡侧凹陷中。

【操作】掌心向胸时，向肘方向斜刺0.5～0.8寸；可灸。

【主治】肩背肘臂痛，急性腰痛，头痛项强，目视不明。

7. 支正

【定位】侧腕对掌或掌心对胸。在前臂背面尺侧，当阳谷与小海的连线上，腕背横纹上5寸。

【操作】直刺0.3～0.5寸；可灸。

【主治】肘臂手指挛痛，头痛，目眩，消渴，癫狂。

8. 小海

【定位】微屈肘。在肘外侧，当尺骨鹰嘴与肱骨内上髁之间凹陷处。

【操作】直刺0.3～0.5寸；可灸。

【主治】肘臂疼痛，项痛，颊肿，头痛，癫痫。

9. 肩贞

【定位】正坐，自然垂臂。在肩关节后下方，臂内收时，腋后纹头上1寸。

【操作】直刺0.4～1寸；可灸。

【主治】肩臂麻痛，耳鸣，耳聋，瘰疬。

10. 臑俞

【定位】正坐，自然垂臂。在肩部，当腋后纹头直上，肩胛冈下缘凹陷中。

【操作】直刺0.6～1寸；可灸。

【主治】肩臂疼痛，肩肿，瘰疬。

11. 天宗

【定位】正坐，自然垂臂。在肩胛部，当冈下窝中央凹陷处，与第四胸椎相平。

【操作】直刺或斜刺0.5~0.7寸;可灸。

【主治】肩胛疼痛,肘臂外后侧痛,气喘,乳痈。

12. 秉风

【定位】正坐,自然垂臂。在肩胛部,冈上窝中央,天宗直上,举臂有凹陷处。

【操作】直刺0.3~0.5寸;可灸。

【主治】肩胛疼痛,上肢酸麻。

13. 曲垣

【定位】正坐,自然垂臂。在肩胛部,冈上窝内侧端,当臑俞与第二胸椎棘突连线的中点处。

【操作】直刺0.3~0.5寸;可灸。

【主治】肩胛拘挛疼痛,肩疼痛。

14. 肩外俞

【定位】正坐或伏俯。在背部,当第一胸椎棘突下,旁开3寸。

【操作】斜刺0.3~0.6寸;可灸。

【主治】肩背酸痛,颈项强直。

15. 肩中俞

【定位】正坐或伏俯,或俯卧。在背部,当第七颈椎棘突下,旁开2寸。

【操作】斜刺0.3~0.6寸;可灸。

【主治】肩背疼痛,咳嗽,气喘,目视不明,落枕。

16. 天窗

【定位】正坐。在颈外侧部,胸锁乳突肌的后缘,扶突后,与喉结平。

【操作】直刺0.3~0.5寸;可灸。

【主治】颈项强直,咽喉肿痛,颈瘿,暴喑,耳鸣,耳聋。

17. 天容

【定位】正坐。在颈外侧部,当下颌骨的后方,胸锁乳突肌的前缘凹陷中。

【操作】直刺0.5~0.8寸;可灸。

【主治】咽喉肿痛,颊肿,耳鸣,耳聋,颈项肿痛。

18. 颧髎

【定位】正坐或仰卧。在面部,当目外眦直下,颧骨下缘凹陷处。

【操作】直刺0.2~0.3寸;可灸。

【主治】口眼㖞斜，眼睑瞤动，齿痛，颊肿。

19. 听宫

【定位】正坐或仰卧。在面部，耳屏前，下颌骨髁状突的后方，张口时呈凹陷处。

【操作】微张口，直刺0.5~1寸；可灸。

【主治】耳鸣，耳聋，聤耳，齿痛，癫痫。

七、足阳明胃经

【经脉循行】 起于鼻翼旁，上行到鼻根部，与旁侧足太阳经交会，向下沿着鼻柱外侧，进入上齿龈内，回出环绕口唇，向下交会于颏唇沟处，再向后沿着口腮后下方，出于下颌大迎处，沿着下颌角上行耳前，经过颧弓，沿着发际到达前额。

颈部支脉，从大迎前下走人迎，沿着喉咙，进入锁骨上窝部,向下通过横膈,属于胃,络于脾。

胸腹部直行的脉,从锁骨上窝向下,经乳头向下挟脐旁,进入少腹两侧气冲;胃下口的支脉,沿着腹里向下到气冲会合,再由此下行经大腿前侧直抵伏兔部,下至膝盖,沿胫骨外侧前缘,下经足跗,进入第二足趾外侧端。

小腿部的支脉,从膝下3寸处分出,进入足中趾外侧;足部支脉,从跗上分出,进入足大趾内侧端,与足太阴脾经相接。

【主要病候】 肠鸣,腹胀,水肿,胃痛,呕吐,或消谷善饥,口渴,咽喉肿痛,鼻衄,热病,发狂,以及本经循行部位的疼痛等症。

【主治概要】 主治胃肠病,头面、目、鼻、口齿病,神志病及经脉循行部位的其他病证。

【本经腧穴】 起于承泣,止于厉兑,左右各45个穴位。

1. 承泣

【定位】正坐或仰靠，仰卧。在面部，瞳孔直下，当眼球与眶下缘之间。

【操作】押手固定眼球，沿眶下缘缓慢直刺0.3～0.7寸，不宜提插和大幅度捻转；禁灸。

【主治】眼睑瞤动，目赤肿痛，迎风流泪，夜盲，口眼㖞斜。

2. 四白

【定位】正坐，或仰靠，或仰卧。在面部，瞳孔直下，当眶下孔凹陷处。

【操作】直刺0.2～0.3寸；不宜灸。

【主治】目赤痛痒，目翳，眼睑瞤动，口眼㖞斜，眩晕，头痛。

3. 巨髎

【定位】正坐，或仰靠，或仰卧。在面部，瞳孔直下，平鼻翼下缘处，当鼻唇沟外侧。

【操作】直刺0.3~0.6寸；可灸。

【主治】口眼㖞斜，眼睑瞤动，颊肿，齿痛，鼻衄。

4. 地仓

【定位】正坐，或仰靠，或仰卧。在面部，口角外侧，上直瞳孔。

【操作】直刺0.2~0.3寸，或向颊车方向平刺0.5~0.7寸；可灸。

【主治】唇缓不收，口角㖞斜、流涎，齿痛，颊肿。

5. 大迎

【定位】正坐，微仰头，或仰卧。在下颌角前方，咬肌附着部的前缘,当面动脉搏动处。当闭口鼓气时,下颌角前下方沟形凹陷处。

【操作】避开动脉,直刺 0.2 ~ 0.3 寸,或向地仓方向斜刺 0.3 ~ 0.5 寸;可灸。

【主治】面肿,颊肿,齿痛,牙关紧闭,口喎。

6. 颊车

【定位】正坐或仰卧。在面颊部,下颌角前上方约一横指,当咀嚼时咬肌隆起,按之凹陷处。

【操作】直刺 0.3 ~ 0.4 寸,或向地仓方向斜刺 0.5 ~ 0.7 寸;可灸。

【主治】口眼喎斜,颊肿,齿痛,牙关紧闭。

7. 下关

【定位】正坐或仰卧。在面部耳前，当颧弓与下颌切迹所形成的凹陷中。

【操作】直刺0.3～0.5寸；可灸。

【主治】齿痛，牙关开合不利，口眼㖞斜，耳聋，耳鸣，聤耳。

8. 头维

【定位】正坐或仰卧。在头侧部，当额角发际上0.5寸，头正中线旁开4.5寸。

【操作】向下或向后平刺0.5～0.8寸；不宜灸。

【主治】头痛，眼痛，目眩，迎风流泪，眼睑瞤动。

9. 人迎

【定位】仰靠或仰卧。在颈部，喉结旁，当胸锁乳突肌前缘，颈总动脉搏动处。

【操作】避开动脉,直刺0.2~0.4寸;禁灸。

【主治】咽喉肿痛,瘰疬,瘿气,胸满喘息,高血压。

10. 水突

【定位】仰靠或仰卧。在颈部,胸锁乳突肌的前缘,当人迎与气舍连线的中点。

【操作】直刺0.3~0.4寸;可灸。

【主治】咽喉肿痛,咳喘,瘿瘤。

11. 气舍

【定位】仰靠或仰卧。在颈部,当锁骨内侧端的上缘,胸锁乳突肌的胸骨头与锁骨头之间。

【操作】直刺0.3~0.4寸;可灸。

【主治】咽喉肿痛，瘿瘤，瘰疬，喘息，呃逆，颈项强痛。

12. 缺盆

【定位】正坐或仰卧。在锁骨上窝中央，距前正中线4寸。

【操作】直刺0.2～0.4寸；可灸。

【主治】咳嗽气喘，缺盆中痛，咽喉肿痛，瘰疬。

13. 乳中

【定位】仰卧。在胸部，当第四肋间隙，乳头中央，距正中线4寸。

【操作】不针不灸，只作胸部取穴定位标准。

14. 乳根

【定位】仰卧。在胸部，当乳头直下，乳房根部，第五肋间隙，距前正中线4寸。

【操作】斜刺或平刺0.5～0.8寸；可灸。

【主治】咳嗽，气喘，胸痛，乳痈，乳汁少。

15. 梁门

【定位】仰卧。在上腹部，当脐中上4寸，距前正中线2寸。

【操作】直刺0.5～0.8寸；可灸。

【主治】胃痛，呕吐，食欲不振，便溏。

16. 关门

【定位】仰卧。在上腹部，当脐中上3寸，距前正中线2寸。

【操作】直刺0.8～1.2寸；可灸。

【主治】腹痛，腹胀，肠鸣，泄泻，食欲不振，水肿。

17. 天枢

【定位】仰卧。在腹中部，距脐中2寸。

【操作】直刺0.8~1.2寸;可灸。

【主治】绕脐腹痛,肠鸣,痢疾,泄泻,便秘,癥瘕,痛经,月经不调。

18. 外陵

【定位】仰卧。在下腹部,当脐中下1寸,距前正中线2寸。

【操作】直刺0.8~1.2寸;可灸。

【主治】腹痛,痛经,疝气。

19. 大巨

【定位】仰卧。在下腹部,当脐中下2寸,距前正中线2寸。

【操作】直刺0.8~1.2寸;可灸。

【主治】小腹胀满,疝气,小便不利,遗精,早泄,不眠。

20. 水道

【定位】仰卧。在下腹部,当脐中下3寸,距前正中线2寸。

【操作】直刺0.8~1.2寸;可灸。

【主治】小腹胀满,疝气,痛经,小便不利。

21. 归来

【定位】仰卧。在下腹部,当脐中下4寸,距前正中线2寸。

【操作】直刺0.8~1.2寸;可灸。

【主治】少腹疼痛,疝气,茎中痛,月经不调,经闭,阴挺,白带。

22. 气冲

【定位】仰卧。在腹股沟稍上方,当脐中下5寸,距前正中线2寸。

【操作】直刺0.8~1.2寸;可灸。

【主治】腹痛，疝气，阴肿，阳痿，月经不调，不孕。

23. 髀关

【定位】仰卧，伸下肢。在大腿前面，当髂前上棘与髌底外侧端的连线上，屈股时，平会阴，居缝匠肌外侧凹陷处。

【操作】直刺0.6~1.2寸；可灸。

【主治】髀股痿痹，足麻不仁，腰腿疼痛，筋急不得屈伸。

24. 伏兔

【定位】仰卧伸下肢，或正坐屈膝。在大腿前面，当髂前上棘与髌底外侧端的连线上，髌底上6寸。

【操作】直刺0.6~1.2寸；可灸。

【主治】腿膝寒冷、麻痹，腰胯疼痛，疝气，脚气。

25. 阴市

【定位】仰卧伸下肢，或正坐屈膝。在大腿前面，当髂前上棘与髌底外侧端的连线上，髌底上 3 寸。

【操作】直刺 0.5～1 寸；可灸。

【主治】腿膝痿痹，屈伸不利，疝气，腹胀，腹痛。

26. 梁丘

【定位】仰卧伸下肢，或正坐屈膝。屈膝，在大腿前面，当髂前上棘与髌底外侧端的连线上，髌底上 2 寸。

【操作】直刺 0.5～0.8 寸；可灸。

【主治】膝肿痛，下肢不遂，胃痛，乳痈。

27. 犊鼻

【定位】正坐屈膝。在膝部，髌骨与髌韧带外侧凹陷中。

【操作】稍向髌韧带内方斜刺0.5~1.2寸;可灸。

【主治】膝痛、屈伸不利,脚气。

28. 足三里

【定位】仰卧伸下肢,或正坐屈膝。在小腿前外侧,当犊鼻下3寸,距胫骨前缘一横指。

【操作】直刺0.5~1.5寸;可灸。

【主治】膝胫酸痛,下肢不遂,胃痛,呕吐,腹胀,肠鸣,泄泻,便秘,痢疾,水肿,咳喘痰多,乳痈,头晕,耳鸣,心悸,癫狂,中风,疳疾,体虚羸瘦。

29. 上巨虚

【定位】仰卧伸下肢,或正坐屈膝。在小腿前外侧,当犊鼻下6寸,距胫骨前缘一横指。

【操作】直刺0.5～1.2寸;可灸。

【主治】下肢痿痹,脚气,腹痛,肠鸣,泄泻,便秘,肠痈。

30. 条口

【定位】仰卧伸下肢,或正坐屈膝。在小腿前外侧,当犊鼻下8寸,距胫骨前缘一横指。

【操作】直刺0.5～1.2寸;可灸。

【主治】下肢痿痹,跗肿,转筋,脘腹疼痛,肩臂痛。

31. 下巨虚

【定位】仰卧伸下肢,或正坐屈膝。在小腿前外侧,当犊鼻下9寸,距胫骨前缘一横指。

【操作】直刺0.5～1.2寸;可灸。

【主治】下肢痿痹,小腹痛,腰脊痛引睾丸,泄泻,痢疾,乳痈。

32. 丰隆

【定位】仰卧伸下肢，或正坐屈膝。在小腿前外侧，当外踝尖上8寸，条口外，距胫骨前缘二横指。

【操作】直刺0.5~1.2寸；可灸。

【主治】下肢痿痹，痰多，哮喘，咳嗽，胸痛，头痛，眩晕，癫狂，痫证。

33. 解溪

【定位】仰卧伸下肢，或正坐平放足底。在足背与小腿交界处的横纹中央凹陷中，当拇长伸肌腱与趾长伸肌腱之间。

【操作】直刺0.4~0.6寸；可灸。

【主治】下肢痿痹，踝部肿痛，头痛，眩晕，腹胀，便秘，癫疾。

34. 冲阳

【定位】仰卧或正坐平放足底。在足背最高处,当拇长伸肌腱与趾长伸肌腱之间,足背动脉搏动处。

【操作】避开动脉,直刺0.2~0.3寸,可灸。

【主治】足痿无力,胃痛,口眼㖞斜,面肿齿痛,癫狂。

35. 陷谷

【定位】仰卧或坐位,平放足底。在足背,当第二、三跖骨结合部前方凹陷处。

【操作】直刺0.3~0.5寸;可灸。

【主治】足背肿痛,肠鸣腹痛,面浮身肿,目赤肿痛。

36. 内庭

【定位】仰卧或坐位,平放足底。在足背,当二、三趾间,趾蹼缘后方赤白肉际处。

【操作】直刺或斜刺0.3~0.5寸;可灸。

【主治】足背肿痛,齿痛,口㖞,喉痹,鼻衄,胃痛,腹胀,泄泻,痢疾,热病。

37. 厉兑

【定位】仰卧或正坐,平放足底。在足第二趾末节外侧,距趾甲角0.1寸。

【操作】浅刺0.1寸;可灸。

【主治】足胫寒冷,齿痛,鼻衄,咽喉肿痛,腹胀,热病,多梦,癫狂。

八、足少阳胆经

【经脉循行】 起于目外眦,向上到头角,再下行到耳后,沿着颈旁行于手少阳经的前面，到肩上退后，交出手少阳经的后面，向下进入锁骨上窝。耳部的支脉，从耳后进入耳中，出走耳前，到目外眦后方；目部的支脉，从目外眦处分出，下走大迎，会合于手少阳经到达目眶下，下行经颊车到颈部，与前脉会合于锁骨上窝，然后向下进入胸中，通过横膈，络于肝，属于胆，沿着胁里，出于少腹两侧腹股沟动脉部，经过外阴部毛际，横向进入髋关节部。

缺盆部直行的脉，从锁骨上窝下行腋部，沿着侧胸部，经过季胁，向下会合前脉于髋关节部，再向下沿着大腿的外侧，出于膝外侧，行腓骨之前，直下到达腓骨下端，浅出外踝前，沿足背部，进入足第四趾外侧端。

足背部的支脉，从足背上分出，沿着第一、二跖骨之间，出于大趾端，返回来贯爪甲，出于足大趾背上毫毛部，与足厥阴肝经相接。

【主要病候】 口苦，目眩，疟疾，头痛，颌痛，目外眦痛，缺盆部肿痛，腋下肿，胸胁股及下肢外侧痛等症。

【主治概要】 本经腧穴主治侧头、目、耳、咽喉病，神志病，热病以及经脉循行部位的其他病证。

【本经腧穴】 起于瞳子髎，止于足窍阴，左右各44个穴位。

1. 瞳子髎

【定位】正坐或仰卧。在面部，目外眦旁，当眶外侧缘处。

【操作】平刺0.3~0.5寸；或用三棱针点刺出血。

【主治】目痛，目赤，目翳，头痛，口眼㖞斜。

2. 听会

【定位】正坐或仰卧。在面部,当耳屏间切迹的前方,下颌骨髁突的后缘,张口有凹陷处。

【操作】直刺0.5~0.8寸;可灸。

【主治】耳鸣,耳聋,聤耳,齿痛,口眼㖞斜。

3. 上关

【定位】正坐或仰卧。在耳前,下关直上,当颧弓的上缘凹陷处。

【操作】直刺0.5~0.8寸;可灸。

【主治】耳鸣,聤耳,齿痛,口噤,口眼㖞斜,偏头痛。

4. 颔厌

【定位】正坐或仰卧。在头部鬓发上,当头维与曲鬓弧形连线的上1/4与下3/4交点处。

【操作】平刺0.3～0.4寸;可灸。

【主治】偏头痛,眩晕,目外眦痛,耳鸣,齿痛,癫痫。

5. 悬颅

【定位】正坐或仰卧。在头部鬓发上,当头维与曲鬓弧形连线的中点处。

【操作】平刺0.5～0.8寸;可灸。

【主治】偏头痛,面肿,目外眦痛,齿痛。

6. 悬厘

【定位】正坐或仰卧。在头部鬓发上,当头维与曲鬓弧形连线的上3/4与下1/4交点处。

【操作】平刺0.5～0.8寸;可灸。

【主治】偏头痛,面肿,目外眦痛,耳鸣,上齿痛。

7. 曲鬓

【定位】正坐或仰卧。在头部,当耳前鬓角发际后缘的垂线与耳尖水平线交点处。

【操作】平刺0.5~0.8寸;可灸。

【主治】偏头痛,颔颊肿,齿痛,口噤,暴喑。

8. 率谷

【定位】正坐、侧伏或侧卧。在头部,当耳尖直上入发际1.5寸,角孙直上方。

【操作】平刺0.5~1寸;可灸。

【主治】偏头痛,目痛,眩晕,呕吐,小儿惊风。

9. 天冲

【定位】正坐、侧伏或侧卧。在头部,当耳根后缘直上入发际2寸,率谷后0.5寸处。

【操作】平刺0.5~1寸;可灸。

【主治】头痛,齿龈肿痛,瘿气,惊恐,癫痫。

10. 浮白

【定位】正坐、俯伏或侧卧。在头部,当耳后乳突的后上方,天冲与完骨的弧形连线的中1/3与上1/3交点处。

【操作】平刺0.5~0.8寸;可灸。

【主治】头痛,项强,耳鸣,齿痛,瘰疬,咳逆,足不能行。

11. 头窍阴

【定位】正坐、俯伏或侧卧。在头部,当耳后乳突的后上方,天冲与完骨的中1/3与下1/3交点处。

【操作】平刺0.5~0.8寸;可灸。

【主治】头痛,耳鸣,耳聋,胸胁痛,眩晕。

12. 完骨

【定位】正坐、侧伏或侧卧。在头部,当耳后乳突的后下方凹陷处。

【操作】斜刺0.5~0.8寸;可灸。

【主治】头痛,颈项强痛,颊肿,齿痛,口眼㖞斜,癫疾,不寐。

13. 本神

【定位】正坐或仰卧。在头部,当前发际上0.5寸,神庭旁开3寸,神庭与头维连线的内2/3与外1/3的交点处。

【操作】平刺0.5~0.8寸;可灸。

【主治】头痛，目眩，颈项强痛，胸胁痛，癫痫，小儿惊风，半身不遂。

14. 阳白

【定位】正坐或仰卧。在前额部，当瞳孔直上，眉上1寸。

【操作】平刺0.3～0.5寸；可灸。

【主治】头痛，目赤肿痛，目眩，眼睑瞤动，口眼㖞斜。

15. 头临泣

【定位】正坐或仰卧。在头部，当瞳孔直上入前发际0.5寸，神庭与头维连线的中点处。

【操作】平刺0.3～0.5寸；可灸。

【主治】头痛，目痛，目翳，流泪，鼻渊，小儿惊痫。

16. 目窗

【定位】正坐或仰卧。在头部,当前发际上1.5寸,头正中线旁开2.25寸。

【操作】平刺0.3~0.5寸;可灸。

【主治】头痛,目眩,目赤肿痛,近视,面浮肿,小儿惊痫。

17. 正营

【定位】正坐或仰卧。在头部,当前发际上2.5寸,头正中线旁开2.25寸。

【操作】平刺0.3~0.5寸;可灸。

【主治】偏头痛,目眩,齿痛,唇吻强急。

18. 承灵

【定位】正坐或仰卧。在头部,当前发际上4寸,头正中线旁开 2.25 寸。

【操作】平刺 0.3~0.5 寸;可灸。

【主治】头痛,目痛,眩晕,鼻渊,鼻衄。

19. 脑空

【定位】正坐或俯卧。在头部,当枕外隆凸的上缘外侧,头正中线旁开 2.25 寸,平脑户。

【操作】平刺 0.3~0.5 寸;可灸。

【主治】头痛,目眩,颈强痛,癫痫。

20. 风池

【定位】正坐、俯伏或俯卧。在项部,当枕骨之下,与风府相平,胸锁乳突肌与斜方肌上端之间的凹陷处。

【操作】向对侧眼睛方向斜刺 0.5~0.8 寸;可灸。

【主治】头痛，眩晕，颈项强痛，目赤肿痛，鼻渊，耳鸣，中风，口眼㖞斜，感冒，疟疾，热病。

21. 肩井

【定位】正坐、俯伏或俯卧。在肩上，前直乳中，当大椎与肩峰端连线的中点上。

【操作】直刺0.5~0.8寸，深部正当肺尖，慎不可深刺；可灸。

【主治】肩背痹痛，上肢不遂，颈项强痛，瘰疬，乳痈，乳汁不下，中风，难产。

22. 渊腋

【定位】仰卧或侧卧。在侧胸部，举臂，当腋中线上，腋下3寸，第四肋间隙中。

【操作】斜刺0.5~0.8寸；可灸。

【主治】腋下肿，胸满，胁痛，臂痛不举。

23. 辄筋

【定位】仰卧或侧卧。在侧胸部，渊腋前1寸，平乳头，第四肋间隙中。

【操作】斜刺0.5~0.8寸；可灸。

【主治】腋肿，胸满胁痛，呕吐，吞酸，喘息。

24. 日月

【定位】仰卧。在上腹部，当乳头直下，第七肋间隙，前正中线旁开4寸。

【操作】斜刺0.5~0.8寸；可灸。

【主治】胁肋疼痛，呃逆，呕吐，吞酸，黄疸。

25. 京门

【定位】侧卧。在侧腰部，章门后1.8寸，当第十二肋骨游离端的下方。

【操作】斜刺0.5～0.8寸；可灸。

【主治】腰痛，胁痛，腹胀，泄泻，小便不利，水肿。

26. 带脉

【定位】侧卧。在侧腹部，章门下1.8寸，当第十一肋骨游离端下方垂线与脐水平线的交点上。

【操作】直刺或斜刺0.5～0.8寸；可灸。

【主治】腹痛，腰胁痛，经闭，月经不调，带下，疝气。

27. 五枢

【定位】侧卧。在侧腹部，当髂前上棘的前方，横平脐下

3 寸处。

【操作】直刺 0.8～1.5 寸；可灸。

【主治】少腹痛，阴挺，疝气，带下，月经不调，便秘。

28. 维道

【定位】侧卧。在侧腹部，当髂前上棘的前下方，五枢前下 0.5 寸。

【操作】向前下方斜刺 0.8～1.5 寸；可灸。

【主治】少腹痛，腰胯痛，阴挺，带下，月经不调，疝气。

29. 居髎

【定位】侧卧。在髋部，当髂前上棘与股骨大转子最凸点连线的中点处。

【操作】直刺或斜刺 1.5～2 寸；可灸。

【主治】腰痛，下肢痿痹，疝气。

30. 环跳

【定位】俯卧或侧卧。在股外侧部，侧卧屈股，当股骨大转子最凸点与骶管裂孔连线的外1/3与中1/3交点处。

【操作】直刺2～2.5寸；可灸。

【主治】腰胯疼痛，下肢痿痹，半身不遂，遍身风疹。

31. 风市

【定位】俯卧或侧卧。在大腿外侧的中线上，当腘横纹上7寸。或直立垂手时，中指尖处。

【操作】直刺1～1.5寸；可灸。

【主治】下肢痿痹、麻木，半身不遂，遍身瘙痒，脚气。

32. 中渎

【定位】俯卧或仰卧。在大腿外侧，当风市下 2 寸，或腘横纹上 5 寸，股外侧肌与股二头肌之间。

【操作】直刺 1 ~ 1.5 寸；可灸。

【主治】下肢痿痹、麻木，半身不遂。

33. 膝阳关

【定位】仰卧、俯卧或侧卧。在膝外侧，当阳陵泉上 3 寸，股骨外上髁上方的凹陷处。

【操作】直刺 0.8 ~ 1 寸；可艾卷灸。

【主治】膝髌肿痛，腘筋挛急，小腿麻木。

34. 阳陵泉

【定位】仰卧或侧卧。在小腿外侧，当腓骨头前下方凹陷处。

【操作】直刺或斜向下刺 1～1.5 寸；可灸。

【主治】膝肿痛，下肢痿痹、麻木，胁肋痛，半身不遂，呕吐，黄疸，小儿惊风。

35. 阳交

【定位】仰卧或侧卧。在小腿外侧，当外踝尖上 7 寸，腓骨后缘。

【操作】直刺 0.5～0.8 寸；可灸。

【主治】膝胫痛，下肢痿痹，胸胁痛，癫狂，惊悸。

36. 外丘

【定位】仰卧或侧卧。在小腿外侧，当外踝尖上 7 寸，腓骨前缘，平阳交。

【操作】直刺 0.5～0.8 寸；可灸。

【主治】下肢痿痹，脚气，颈项强痛，胸胁痛，癫痫。

37. 光明

【定位】仰卧或侧卧。在小腿外侧，当外踝尖上 5 寸，腓骨前缘。

【操作】直刺 0.5～0.8 寸；可灸。

【主治】下肢痿痹，目痛，夜盲，乳胀痛。

38. 阳辅

【定位】仰卧或侧卧。在小腿外侧，当外踝尖上 4 寸，腓骨前缘稍前方。

【操作】直刺 0.5～0.8 寸；可灸。

【主治】下肢外侧痛，腋下痛，胸胁痛，偏头痛，目外眦痛，瘰疬。

39. 悬钟

【定位】仰卧或侧卧。在小腿外侧，当外踝尖上 3 寸，腓骨前缘。

【操作】直刺 0.5 ~ 0.8 寸；可灸。

【主治】颈项强痛，胸胁疼痛，半身不遂，足胫挛痛，高血压。

40. 丘墟

【定位】仰卧。在足外踝的前下方，当趾长伸肌腱的外侧凹陷处。

【操作】直刺 0.5 ~ 0.8 寸；可灸。

【主治】外踝肿痛，下肢痿痹，胸胁胀痛，目赤肿痛，疟疾。

41. 足临泣

【定位】仰卧。在足背外侧，当足四趾本节（第四跖趾关节）

的后方，小趾伸肌腱的外侧凹陷处。

【操作】直刺0.5～0.8寸；可灸。

【主治】足跗肿痛，偏头痛，目痛，乳痈，胁肋痛，瘰疬，疟疾。

42. 地五会

【定位】仰卧。在足背外侧，当足四趾本节（第四跖趾关节）的后方，第四、五跖骨之间，小趾伸肌内侧缘。

【操作】直刺或斜刺0.5～0.8寸；可灸。

【主治】足跗肿痛，头痛，目赤痛，耳鸣，耳聋，胁痛，乳痈。

43. 侠溪

【定位】仰卧。在足背外侧，当第四、五趾间，趾蹼缘后方赤白肉际处。

【操作】直刺或斜刺0.3～0.5寸；可灸。

【主治】足跗肿痛，胸胁痛，头痛，耳鸣，耳聋，眩晕，热病。

44. 足窍阴

【定位】仰卧。在足第四趾末节外侧，距趾甲角0.1寸。

【操作】浅刺0.1寸，或点刺出血；可灸。

【主治】足跗肿痛，偏头痛，目赤肿痛，耳鸣，耳聋，喉痹，胁痛，热病，多梦。

九、足太阳膀胱经

【经脉循行】 起于目内眦，上额交会于巅顶；头顶部的支脉，从头顶分出到耳上方。巅顶部直行的脉，从头顶入里联络于脑，回出项部分开下行。一支沿着肩胛部内侧，挟着脊柱，到达腰部，从脊柱旁肌肉进入体腔，联络肾脏，属于膀胱；腰部的支脉，向下通过臀部，进入腘窝中。

后项的另一支脉，通过肩胛骨内缘直下，经过臀部下行，沿着大腿后外侧，与腰部下来的支脉会合于腘窝中，由此向下通过腓肠肌，出于外踝的后面，沿着第五跖骨粗隆，至小趾外侧端，与足少阴肾经相接。

【主要病候】 小便不通，遗尿，癫狂，疟疾，目痛，迎风流泪，鼻塞，鼻衄，头痛，项背腰臀部以及下肢后侧本经循行部位疼痛等症。

【主治概要】 本经腧穴主治头、目、项、背、腰、下肢部病证以及神志病，背部第一侧线的背俞穴及第二侧线相平的腧穴，主治与其相关的脏腑及组织器官病证。

【本经腧穴】 起于睛明，止于至阴，左右各 67 个穴位。

1. 睛明

【定位】正坐或仰卧。在面部,目内眦角稍上方凹陷处。

【操作】嘱患者闭目,医者左手将眼球推向外侧固定,针沿眼眶边缘缓缓刺入 0.3 ~0.5 寸,不宜提插或大幅度捻转;禁灸。

【主治】目赤肿痛,目眩,流泪,视物不明,近视,夜盲,色盲。

2. 攒竹

【定位】正坐,或仰卧。在面部,当眉头陷中,眶上切迹处。

【操作】治疗眼病,可向下斜刺 0.3 ~0.5 寸;治疗头痛面瘫,可平刺透鱼腰;禁灸。

【主治】目视不明,目赤肿痛,流泪,眼睑瞤动,头痛,眉棱骨痛,面瘫。

3. 眉冲

【定位】正坐或仰卧。在头部,当攒竹直上入发际0.5寸,神庭与曲差连线之间。

【操作】平刺0.3~0.5寸;禁灸。

【主治】头痛,眩晕,目视不明,鼻塞,癫痫。

4. 曲差

【定位】正坐或仰卧。在头部,当发际正中直上0.5寸,旁开1.5寸,即神庭与头维连线的内1/3与中1/3的交点上。

【操作】平刺0.3~0.5寸;可灸。

【主治】头痛,目眩,视物不明,鼻塞,鼻衄。

5. 五处

【定位】正坐或仰卧。在头部,当前发际正中直上1寸,旁开1.5寸。

【操作】平刺0.3~0.5寸;可灸。

【主治】头痛,目眩,目视不明,痫证。

6. 承光

【定位】正坐或仰卧。在头部,当前发际正中直上2.5寸,旁开1.5寸。

【操作】平刺0.3~0.5寸;可灸。

【主治】头痛,目眩,目视不明,鼻塞,热病。

7. 通天

【定位】正坐或仰卧。在头部,当前发际正中直上4寸,旁开1.5寸。

【操作】平刺0.3~0.5寸;可灸。

【主治】头痛,眩晕,鼻塞,鼻衄,鼻渊。

8. 络却

【定位】正坐或仰卧。在头部,当前发际正中直上5.5寸,旁开1.5寸。

【操作】平刺0.3~0.5寸;可灸。

【主治】眩晕,耳鸣,视物不明,癫狂。

9. 玉枕

【定位】正坐或俯卧。在后头部,当后发际正中直上2.5寸,旁开1.3寸,平枕外隆凸上缘的凹陷处。

【操作】平刺0.3~0.5寸;可灸。

【主治】头痛,目痛,鼻塞。

10. 天柱

【定位】正坐或俯卧。正坐,在颈部,大筋(斜方肌)外缘之后发际凹陷中,约当后发际正中旁开1.3寸。

【操作】直刺0.5~0.8寸,不可向内上方深刺;可灸。

【主治】项强,头痛,鼻塞,肩背痛,热病,癫狂,痫证。

11. 大杼

【定位】正坐或俯卧。在背部,当第一胸椎棘突下,旁开1.5寸。

【操作】斜刺0.5~0.8寸;可灸。

【主治】咳嗽,肩背痛,颈项强急。

12. 风门

【定位】正坐或俯卧。在背部,当第二胸椎棘突下,旁开

1.5 寸。

【操作】斜刺 0.5 ~0.8 寸;可灸。

【主治】咳嗽,胸背痛,发热,头痛,项强。

13. 肺俞

【定位】正坐或俯卧。在背部,当第三胸椎棘突下,旁开 1.5 寸。

【操作】斜刺 0.5 ~0.8 寸;可灸。

【主治】咳嗽,气喘,胸满,骨蒸潮热,盗汗。

14. 厥阴俞

【定位】正坐或俯卧。在背部,当第四胸椎棘突下,旁开 1.5 寸。

【操作】斜刺 0.5 ~0.8 寸;可灸。

【主治】胸满，心痛，心悸，咳嗽，呕吐。

15. 心俞

【定位】正坐或俯卧。在背部，当第五胸椎棘突下，旁开 1.5 寸。

【操作】斜刺 0.5～0.8 寸；可灸。

【主治】胸痛，心痛，惊悸，咳嗽，盗汗，健忘，失眠，梦遗，癫狂，痫证。

16. 督俞

【定位】正坐或俯卧。在背部，当第六胸椎棘突下，旁开 1.5 寸。

【操作】斜刺 0.5～0.8 寸；可灸。

【主治】胸闷，心痛，呃逆，腹痛，腹胀，肠鸣。

17. 膈俞

【定位】正坐或俯卧。在背部,当第七胸椎棘突下,旁开1.5寸。

【操作】斜刺0.5~0.8寸;可灸。

【主治】背痛,脊强,胃痛,呕吐,呃逆,气喘,咳嗽,吐血,潮热,盗汗。

18. 肝俞

【定位】正坐或俯卧。当第九胸椎棘突下,旁开1.5寸。

【操作】斜刺0.5~0.8寸;可灸。

【主治】脊背痛,胁痛,目赤,目视不明,夜盲,眩晕,吐血,癫狂,痫证。

19. 胆俞

【定位】正坐或俯卧。在背部，当第十胸椎棘突下，旁开1.5寸。

【操作】斜刺0.5～0.8寸；可灸。

【主治】胁肋疼痛，口苦，咽干，呕吐，饮食不下，黄疸，肺痨，潮热。

20. 脾俞

【定位】俯卧。在背部，当第十一胸椎棘突下，旁开1.5寸。

【操作】直刺0.5～0.8寸；可灸。

【主治】背痛，腹胀，呕吐，泄泻，完谷不化，黄疸，水肿。

21. 胃俞

【定位】俯卧。在背部，当第十二胸椎棘突下，旁开1.5寸。

【操作】直刺0.5~0.8寸;可灸。

【主治】胸胁痛,胃脘痛,反胃,呕吐,肠鸣,完谷不化。

22. 三焦俞

【定位】俯卧。在腰部,当第一腰椎棘突下,旁开1.5寸。

【操作】直刺0.5~1寸;可灸。

【主治】腰背强痛,腹胀,肠鸣,呕吐,泄泻,痢疾,小便不利,水肿。

23. 肾俞

【定位】俯卧。在腰部,当第二腰椎棘突下,旁开1.5寸。

【操作】直刺0.8~1寸;可灸。

【主治】腰痛,耳鸣,遗精,阳痿,小便不利,月经不调,咳喘少气。

24. 气海俞

【定位】俯卧。在腰部，当第三腰椎棘突下，旁开1.5寸。

【操作】直刺0.8~1寸；可灸。

【主治】腰痛，腰腿不利，痛经，崩漏，痔疮。

25. 大肠俞

【定位】俯卧。在腰部，当第四腰椎棘突下，旁开1.5寸。

【操作】直刺0.8~1寸；可灸。

【主治】腰痛，腹痛，腹胀，泄泻，便秘，痢疾。

26. 关元俞

【定位】俯卧。在腰部，当第五腰椎棘突下，旁开1.5寸。

【操作】直刺0.8~1寸；可灸。

【主治】腰痛，腹胀，泄泻，小便不利，遗尿，消渴。

27. 小肠俞

【定位】俯卧。在骶部，当骶正中嵴旁1.5寸，平第一骶后孔。

【操作】直刺0.8~1寸；可灸。

【主治】腰腿痛，小腹胀痛，痢疾，泄泻，痔疾，遗精，遗尿，尿血，白带。

28. 膀胱俞

【定位】俯卧。在骶部，当骶正中嵴旁1.5寸，平第二骶后孔。

【操作】直刺0.8~1寸；可灸。

【主治】腰脊强痛，腹痛，泄泻，便秘，癃闭，遗尿。

29. 中膂俞

【定位】俯卧。在骶部，当骶正中嵴旁1.5寸，平第三骶后孔。

【操作】直刺0.8~1寸；可灸。

【主治】腰骶强痛，泄泻，痢疾，疝气。

30. 白环俞

【定位】俯卧。在骶部，当骶正中嵴旁1.5寸，平第四骶后孔。

【操作】直刺0.8～1寸；可灸。

【主治】腰腿痛，白带，月经不调，遗精，疝气，遗尿。

31. 上髎

【定位】俯卧。在骶部，当髂后上棘与后正中线之间，适对第一骶后孔处。

【操作】直刺0.8～1寸；可灸。

【主治】腰痛，月经不调，阴挺，带下，遗精，阳痿，二便不利。

32. 次髎

【定位】俯卧。在骶部，当髂后上棘内下方，适对第二骶后孔处。

【操作】直刺0.8～1寸;可灸。

【主治】腰骶痛,下肢痿痹,月经不调,痛经,带下,疝气,遗精,二便不利。

33. 中髎

【定位】俯卧。在骶部,当次髎下内方,适对第三骶后孔处。

【操作】直刺0.8～1寸;可灸。

【主治】腰痛,月经不调,带下,二便不利。

34. 下髎

【定位】俯卧。在骶部,当中髎下内方,适对第四骶后孔处。

【操作】直刺0.8～1寸;可灸。

【主治】腰痛,腹痛,二便不利,带下,痛经。

35. 会阳

【定位】俯卧。在骶部,尾骨端旁开0.5寸。

【操作】直刺0.8~1寸;可灸。

【主治】痔疾,便血,带下,阳痿,痢疾,泄泻。

36. 承扶

【定位】俯卧。在大腿后面,臀下横纹的中点。

【操作】直刺1.5~2.5寸;可灸。

【主治】腰、骶、臀、股部疼痛,痔疾,下肢瘫痪。

37. 殷门

【定位】俯卧。在大腿后面,当承扶与委中的连线上,承扶下6寸。

【操作】直刺1.5~2.5寸;可灸。

【主治】腰痛，下肢痿痹。

38. 浮郄

【定位】俯卧。有腘横纹外侧端，委阳上 1 寸，股二头肌腱的内侧。

【操作】直刺 0.5～1 寸；可灸。

【主治】腘筋挛急，臀股麻木，便秘。

39. 委阳

【定位】俯卧。在腘横纹外侧端，当股二头肌腱的内侧。

【操作】直刺 0.5～1 寸；可灸。

【主治】腿足挛痛，腰脊强痛，小腹胀满，小便不利。

40. 委中

【定位】俯卧。在腘横纹中点，当股二头肌腱与半腱肌肌腱的中间。

【操作】直刺0.5~1寸,或三棱针点刺出血;可灸。

【主治】腘筋挛急,下肢痿痹,腰痛,半身不遂,腹痛,吐泻,遗尿,小便不利,丹毒,疔疮。

41. 附分

【定位】俯卧。在背部,当第二胸椎棘突下,旁开3寸。

【操作】斜刺0.5~0.8寸;可灸。

【主治】肩背拘急,颈项强痛,肘臂麻木不仁。

42. 魄户

【定位】俯卧。在背部,当第三胸椎棘突下,旁开3寸。

【操作】斜刺0.5~0.8寸;可灸。

【主治】肺痨,咳嗽,气喘,项强,肩背痛。

43. 膏肓

【定位】俯卧。在背部，当第四胸椎棘突下，旁开3寸。

【操作】斜刺0.5～0.8寸；可灸。

【主治】肺痨，咳嗽，气喘，肩胛背痛，咯血，盗汗，健忘，遗精，完谷不化。

44. 神堂

【定位】俯卧。在背部，当第五胸椎棘突下，旁开3寸。

【操作】斜刺0.5～0.8寸；可灸。

【主治】咳嗽，气喘，胸闷，脊背急强。

45. 譩譆

【定位】俯卧。在背部，当第六胸椎棘突下，旁开3寸。

【操作】斜刺0.5～0.8寸；可灸。

【主治】咳嗽,气喘,肩背痛,目眩,鼻衄,疟疾,热病。

46. 膈关

【定位】俯卧。在背部,当第七胸椎棘突下,旁开3寸。

【操作】斜刺0.5~0.8寸;可灸。

【主治】胸闷,脊背强痛,饮食不下,呕吐,嗳气。

47. 魂门

【定位】俯卧。在背部,当第九胸椎棘突下,旁开3寸。

【操作】斜刺0.5~0.8寸;可灸。

【主治】背痛,胸胁胀痛,饮食不下,呕吐,泄泻。

48. 阳纲

【定位】俯卧。在背部,当第十胸椎棘突下,旁开3寸。

【操作】斜刺0.5~0.8寸;可灸。

【主治】肠鸣,腹痛,泄泻,黄疸,消渴。

49. 意舍

【定位】俯卧。在背部,当第十一胸椎棘突下,旁开3寸。

【操作】斜刺0.5~0.8寸;可灸。

【主治】背痛,腹胀,肠鸣,泄泻,呕吐,饮食不下。

50. 胃仓

【定位】俯卧。在背部,当第十二胸椎棘突下,旁开3寸。

【操作】斜刺0.5~0.8寸;可灸。

【主治】背痛,脘痛,腹胀,水肿,小儿食积。

51. 肓门

【定位】俯卧。在腰部,当第一腰椎棘突下,旁开3寸。

【操作】直刺0.8~1寸;可灸。

【主治】腰痛，腹痛，痞块，便秘，妇人乳疾。

52. 志室

【定位】俯卧。在腰部，当第二腰椎棘突下，旁开3寸。

【操作】直刺0.8～1寸；可灸。

【主治】腰脊强痛，遗精，阳痿，阴肿，小便不利，水肿。

53. 胞肓

【定位】俯卧。在臀部，平第二骶后孔，骶正中嵴，旁开3寸。

【操作】直刺0.8～1寸；可灸。

【主治】肠鸣，腹胀，二便不利，阴肿，腰脊痛。

54. 秩边

【定位】俯卧。在臀部，平第四骶后孔，骶正中嵴旁开3寸。

【操作】直刺1.5~3寸;可灸。

【主治】腰骶痛,便秘,小便不利,下肢痿痹,痔疾。

55. 合阳

【定位】俯卧。在小腿后面,当委中与承山的连线上,委中下2寸。

【操作】直刺0.5~1寸;可灸。

【主治】下肢痿痹,腰脊痛,崩漏,疝痛。

56. 承筋

【定位】俯卧。在小腿后面,当委中与承山的连线上,腓肠肌肌腹中央,委中下5寸。

【操作】直刺0.5~1寸;可灸。

【主治】腰腿拘急、疼痛,痔疾。

57. 承山

【定位】俯卧。在小腿后面正中,委中与昆仑之间,当伸直小腿或足跟上提时,腓肠肌肌腹下出现尖角凹陷处。

【操作】直刺0.7~1寸;可灸。

【主治】腰腿拘急、疼痛,痔疾,便秘,脚气。

58. 飞扬

【定位】俯卧或侧卧。在小腿后面,当外踝后,昆仑穴直上7寸,承山外下方1寸处。

【操作】直刺0.7~1寸;可灸。

【主治】腰腿疼痛,痔疾,头痛,目眩,鼻衄,癫狂。

59. 跗阳

【定位】俯卧或侧卧。在小腿后面,外踝后,昆仑穴直上3寸。

【操作】直刺0.5~1寸;可灸。

【主治】下肢痿痹,外踝红肿,腰腿疼痛,头痛。

60. 昆仑

【定位】俯卧或侧卧。在足部外踝后方,当外踝尖与跟腱之间的凹陷处。

【操作】直刺0.5~1寸;可灸。

【主治】脚跟肿痛,腰骶疼痛,头痛,项强,目眩,鼻衄,惊痫,难产。

61. 仆参

【定位】俯卧或侧卧。在足外侧部,外踝后下方,昆仑穴直下,跟骨外侧,赤白肉际处。

【操作】直刺0.3~0.5寸;可灸。

【主治】足跟痛，下肢痿痹，癫痫。

62. 申脉

【定位】仰卧或侧卧。在足外侧部，外踝直下方凹陷中。

【操作】直刺0.2~0.3寸；可灸。

【主治】腰痛，目赤痛，头痛，眩晕，失眠，癫狂，痫证。

63. 金门

【定位】仰卧或侧卧。在足外侧，当外踝前缘直下，骰骨下缘处。

【操作】直刺0.3~0.5寸；可灸。

【主治】外踝痛，下肢痹痛，腰痛，头痛，癫痫，小儿惊风。

64. 京骨

【定位】仰卧或侧卧。在足外侧，第五跖趾骨粗隆下方，赤白肉际处。

【操作】直刺0.3~0.5寸;可灸。

【主治】腰痛,头痛,项强,目翳,癫痫。

65. 束骨

【定位】仰卧或侧卧。在足外侧,足小趾本节(第五跖趾关节)的后方,赤白肉际处。

【操作】直刺0.3~0.5寸;可灸。

【主治】腰腿痛,头痛,颈强,目眩,癫狂。

66. 足通谷

【定位】仰卧或侧卧。在足外侧部,足小趾本节(第五跖趾关节)的前方,赤白肉际处。

【操作】直刺0.2~0.3寸;可灸。

【主治】头痛，项强，目眩，鼻衄，癫狂。

67. 至阴

【定位】仰卧或侧卧。在足小趾末节外侧，距趾甲角0.1寸。

【操作】浅刺0.1寸；可灸。

【主治】头痛，目痛，鼻塞，鼻衄，胎位不正，难产。

十、足太阴脾经

【经脉循行】 起于足大趾末端，沿着大趾内侧赤白肉际，经过大趾本节后的第一跖趾关节后面，上行至内踝前边，再上小腿内侧，沿胫骨后交出足厥阴经的前面，经膝股部内侧前缘进入腹部，属于脾，络于胃，通过横膈上行，挟食管两旁，连系舌根，散布于舌下。

腹部支脉，从胃部分也，上过横膈，流注于心中，与手少阴心经相接。

【主要病候】 胃脘痛,食则呕,嗳气,腹胀便溏,黄疸,身重无力,舌根强痛,下肢内侧肿胀、厥冷等症。

【主治概要】 本经腧穴主治脾胃病,妇科,前阴病及经脉循行部位的其他病证。

【本经腧穴】 起于隐白,止于大包,左右各21个穴位。

1. 隐白

【定位】仰卧或正坐平放足底。在足趾末节内侧,距趾甲角0.1寸。

【操作】浅刺0.1寸,或点刺出血;可灸。

【主治】腹胀,呕吐,泄泻,月经过多,崩漏,便血,癫狂,多梦,尸厥,惊风。

2. 大都

【定位】仰卧或正坐平放足底。在足内侧缘，当足大趾本节（第一跖趾关节）前下方赤白肉际凹陷处。

【操作】直刺0.3~0.5寸；可灸。

【主治】腹胀，呕吐，泄泻，便秘，热病，心烦，体重肢肿。

3. 太白

【定位】仰卧或正坐平放足底。在足内侧缘，当足大趾本节（第一跖趾关节）后下方赤白肉际凹陷处。

【操作】直刺0.3~0.5寸；可灸。

【主治】胃痛，腹胀腹痛，肠鸣，呕吐，泄泻，痢疾，便秘，痔漏，胸胁胀痛，体重节痛。

4. 公孙

【定位】仰卧或正坐平放足底。在足内侧缘，当第一跖骨基底的前下方。

【操作】直刺0.5～0.8寸；可灸。

【主治】胃痛，呕吐，饮食不化，肠鸣腹胀，腹痛，痢疾，泄泻，肠风下血。

5. 商丘

【定位】正坐平放足底或仰卧。在足内踝前下方凹陷中，当舟骨结节与内踝尖连线的中点处。

【操作】直刺0.3～0.5寸；可灸。

【主治】足踝肿痛，腹胀，肠鸣，泄泻，便秘，黄疸，痔疾。

6. 三阴交

【定位】正坐或仰卧。在小腿内侧,当足内踝尖上3寸,胫骨内侧缘后方。

【操作】直刺0.5～1寸;可灸。

【主治】下肢痿痹,脚气,肠鸣腹胀,泄泻,月经不调,带下,经闭,痛经,阴挺,不孕,滞产,小便不利,遗尿,遗精,阳痿,疝气,失眠。

7. 漏谷

【定位】正坐或仰卧。在小腿内侧,当内踝尖与阴陵泉的连线上,距内踝尖6寸,胫骨内侧缘后方。

【操作】直刺0.5～0.8寸;可灸。

【主治】下肢痿痹,腹胀,肠鸣,小便不利,遗精,水肿,疝气。

8. 地机

【定位】正坐或仰卧。在小腿内侧，当内踝尖与阴陵泉的连线上，阴陵泉下 3 寸。

【操作】直刺 0.5 ~0.8 寸；可灸。

【主治】腿膝麻木、疼痛，腹胀，腹痛，泄泻，水肿，小便不利，月经不调，痛经，遗精。

9. 阴陵泉

【定位】正坐或仰卧。在小腿内侧，当胫骨内侧髁后下方凹陷处。

【操作】直刺 0.5 ~0.8 寸；可灸。

【主治】膝痛，腹胀，泻泄，黄疸，水肿，小便不利或失禁。

10. 血海

【定位】仰卧或正坐屈膝。在大腿内侧，髌底内侧端上 2

寸。简便取法:患者屈膝,医者以左手掌心按在患者右膝髌骨上缘,二至五指向上伸直,拇指约成45°斜置,拇指尖下是穴。对侧取法仿此。

【操作】直刺0.8～1寸;可灸。

【主治】月经不调,经闭,崩漏,湿疹,瘾疹,丹毒,股内侧痛。

11. 箕门

【定位】正坐或仰卧。在大腿内侧,当血海与冲门连线上,血海上6寸。

【操作】避开动脉,直刺0.3～0.5寸;可灸。

【主治】腹股沟肿痛,小便不通,遗溺,五淋。

12. 冲门

【定位】仰卧。在腹股沟外侧,距趾骨联合上缘中点3.5

寸,当髂外动脉搏动处的外侧。

【操作】直刺0.5~0.7寸;可灸。

【主治】腹痛,疝气,小便不利,崩漏,带下,胎气上冲。

13. 府舍

【定位】仰卧。在下腹部,当脐下4寸许,冲门外上方0.7寸,距前正中线4寸。

【操作】直刺0.5~0.8寸;可灸。

【主治】腹痛,疝气,腹满积聚。

14. 腹结

【定位】仰卧。在下腹部,大横下1.3寸,距前正中线4寸。

【操作】直刺0.8~1.2寸;可灸。

【主治】腹痛,泄泻,痢疾,疝气。

15. 大横

【定位】仰卧。在腹中部,距脐中4寸。

【操作】直刺0.8~1.2寸;可灸。

【主治】腹痛,泄泻,便秘。

16. 腹哀

【定位】仰卧。在上腹部,当脐中上3寸,距前正中线4寸。

【操作】直刺0.5~0.8寸;可灸。

【主治】腹痛,肠鸣,便秘,痢疾,消化不良。

十一、足厥阴肝经

【经脉循行】 起于足大趾上的毫毛部,沿着足背到内踝前,上行小腿内侧,至内踝上八寸处,交足太阴经的后面,上行膝内侧,沿着大腿内侧,进入阴毛中,环绕阴部,上达小腹,挟着胃旁，属于肝，络于胆，向上通过横膈，分布于胁肋，沿气管之后，向上进入鼻咽部，连接于“目系”，向上出于前额，与督脉会合于巅顶。

“目部”的支脉，从目系下行颊里，环绕唇内；肝部的支脉，从肝分出，通过横膈，向上流注于肺，与手太阴肺经相接。

【主要病候】 腰痛，胸满，呃逆，遗尿，小便不利，疝气，少腹肿等症。

【主治概要】 本经腧穴主治肝病，妇科，前阴病以及经脉循行部位的其他病证。

【本经腧穴】 起于大敦，止于期门，左右各14个穴位。

1. 大敦

【定位】正坐或仰卧。在足大趾末节外侧，距趾甲角0.1寸。

【操作】点刺0.1寸,或点刺出血;可灸。

【主治】经闭,崩漏,阴挺,疝气,阴部肿痛,遗尿,癃闭,癫痫。

2. 行间

【定位】正坐或仰卧。在足背侧,当第一、二趾间,趾蹼缘的后方赤白肉际处。

【操作】直刺0.5~0.8寸;可灸。

【主治】足跗肿痛,疝气,痛经,胸胁痛,目赤肿痛,青盲,头痛,眩晕,中风,崩漏,口㖞,下肢痿痹。

3. 太冲

【定位】正坐或仰卧。在足背侧,当第一、二跖骨间隙的后方凹陷处。

【操作】直刺0.5~0.8寸;可灸。

【主治】足跗肿，下肢痿痹，头痛，疝气，月经不调，小儿惊风，胁痛，呕逆，目赤肿痛，眩晕，癃闭，癫痫。

4. 中封

【定位】正坐或仰卧。在足背侧，当足内踝前，商丘与解溪连线之间，胫骨前肌腱的内侧凹陷处。

【操作】直刺 0.5 ~0.8 寸；可灸。

【主治】内踝肿痛，疝气，阴茎痛，腹痛，小便不利，遗精，黄疸。

5. 蠡沟

【定位】正坐或仰卧。在小腿内侧，当足内踝尖上 5 寸，胫骨内侧面的中央。

【操作】平刺 0.5 ~0.8 寸；可灸。

【主治】下肢痿痹，月经不调，带下，阴挺，阴痒，疝气，小便不利，遗尿，睾丸肿痛。

6. 中都

【定位】正坐或仰卧。在小腿内侧，当足内踝尖上7寸，胫骨内侧面的中央。

【操作】平刺0.5～0.8寸；可灸。

【主治】胫寒痹痛，胁痛，疝气，腹痛，泄泻，崩漏，恶露不尽。

7. 膝关

【定位】正坐或仰卧，屈膝。在小腿内侧，当胫骨内侧髁的后下方，阴陵泉后1寸，腓肠肌内侧头的上部。

【操作】直刺0.8～1寸；可灸。

【主治】膝髌肿痛，下肢痿痹，历节风痛。

8. 曲泉

【定位】正坐或仰卧，屈膝。在膝内侧，屈膝，当膝关节内侧面横纹内侧端，股骨内上髁的后缘，半腱肌、半膜肌止端的前缘凹陷处。

【操作】直刺1～1.5寸；可灸。

【主治】膝髌肿痛，下肢痿痹，月经不调，痛经，带下，阴挺，阴痒，阴痛，小便不利，遗精，阳痿，疝气。

9. 阴包

【定位】正坐或仰卧。在大腿内侧，当股骨内上髁上4寸，股内肌与缝匠肌之间。

【操作】直刺0.8～1寸；可灸。

【主治】腹痛，腰骶痛，小便不利，遗尿，月经不调。

10. 足五里

【定位】仰卧。在大腿内侧，当气冲直下 3 寸，大腿根部，耻骨结节的下方，长收肌的外缘。

【操作】直刺 0.5～0.8 寸；可灸。

【主治】少腹胀痛，睾丸肿痛，小便不利，倦怠嗜卧，阴挺，阴囊湿疹。

11. 阴廉

【定位】仰卧。在大腿内侧，当气冲直下 2 寸，大腿根部，耻骨结节的下方，长收肌的外缘。

【操作】直刺 0.8～1 寸；可灸。

【主治】下肢挛急，股内侧痛，少腹疼痛，月经不调，带下。

12. 章门

【定位】仰卧。在侧腹部，当第十一肋游离端的下方。

【操作】斜刺0.5~0.8寸；可灸。

【主治】肋痛，腹胀，肠鸣，泄泻，呕吐，痞块。

13. 期门

【定位】仰卧。在胸部，当乳头直下，第六肋间隙，前正中线旁开4寸。

【操作】斜刺0.5~0.8寸；可灸。

【主治】胸胁胀痛，呕吐，呃逆，腹胀，泄泻，咳喘，疟疾，乳痈。

十二、足少阴肾经

【经脉循行】 起于足小趾之下，斜向足心，出于舟骨粗隆下，沿内踝后，分支进入足跟，再向上行于小腿内侧，出腘窝内侧,向上行大腿内后缘,通向脊柱,属于肾脏,联络膀胱(腧穴通路:还出于前,浅出腹前,上行经腹、胸部,终止于锁骨下缘)。肾脏部直行的经脉,从肾向上,通过肝和横膈,进入肺中,沿喉咙挟舌根旁;肺部支脉,从肺部出来,联络心脏,流注于胸中,与手厥阴心包经相接。

【主要病候】 咳嗽,气喘,舌干,咽喉肿痛,水肿,大便秘结,泄泻,腰痛,脊股内后侧痛,痿弱无力,足心热等症。

【主治概要】 本经腧穴主治妇科,前阴病,肾、肺、咽喉病,及经脉循行部位的其他病证。

【本经腧穴】 起于涌泉,止于俞府,左右各27个穴位。

1. 涌泉

【定位】仰卧或正坐,跷足。在足底部,卷足时足前部凹陷处，约当足底二、三趾趾缝纹头端与足跟连线的前 1/3 与后 2/3 交点上。

【操作】直刺 0.5 ~0.8 寸；可灸。

【主治】下肢瘫痪，头顶痛，头晕，目眩，失眠，咽喉痛，失音，小儿惊风，癫狂，癔病，昏厥，中暑。

2. 然谷

【定位】正坐或仰卧。在足内侧缘，足舟骨粗隆下方，赤白肉际。

【操作】直刺 0.5 ~0.8 寸；可灸。

【主治】月经不调，阴挺，阴痒，带下，遗精，小便不利，泄泻，咳血，小儿脐风，口噤，消渴，咽喉肿痛，足跗痛，下肢痿痹。

3. 太溪

【定位】正坐平放足底，或仰卧。在足内侧，内踝后方，当踝尖与跟腱之间的凹陷处。

【操作】直刺0.5～1寸；可灸。

【主治】内踝肿痛，足跟痛，腰痛，头痛，眩晕，咽喉肿痛，齿痛，耳鸣，耳聋，咳嗽，气喘，月经不调，失眠，遗精，阳痿，小便频数，消渴。

4. 大钟

【定位】正坐平放足底，或仰卧。在足内侧，内踝后下方，当跟腱附着部的内侧前方凹陷处。

【操作】直刺0.3～0.5寸；可灸。

【主治】足跟痛，腰痛，癃闭，遗尿，便秘，咳血，气喘，痴呆嗜卧。

5. 水泉

【定位】正坐平放足底，或仰卧。在足内侧，内踝后下方，当太溪直下1寸，跟骨结节的内侧凹陷处。

【操作】直刺0.3~0.5寸；可灸。

【主治】足跟痛，月经不调，痛经，阴挺，小便不利，眼目昏花，腹痛。

6. 照海

【定位】正坐平放足底。在足内侧，内踝尖下方凹陷处。

【操作】直刺0.5~0.8寸；可灸。

【主治】月经不调，痛经，带下，阴挺，小便频数，癃闭，便秘，咽喉干痛，失眠，癫痫，脚气。

7. 复溜

【定位】正坐或仰卧。在小腿内侧,太溪直上2寸,跟腱的前方。

【操作】直刺0.8~1寸;可灸。

【主治】下肢痿痹,腰脊强痛,泄泻,肠鸣,水肿,腹胀,盗汗,身热无汗。

8. 交信

【定位】正坐或仰卧。在小腿内侧,当太溪直上2寸,复溜前0.5寸,胫骨内侧缘的后方。

【操作】直刺0.8~1寸;可灸。

【主治】股膝胫内侧痛,月经不调,崩漏,泄泻,便秘,疝气。

9. 筑宾

【定位】正坐或仰卧。在小腿内侧,当太溪与阴谷的连线上，太溪上5寸，腓肠肌肌腹的下方。

【操作】直刺0.5~1.2寸；可灸。

【主治】小腿内侧痛，疝痛，呕吐，癫狂，痫证。

10. 阴谷

【定位】正坐微屈膝。在腘窝内侧，屈膝时，当半腱肌与半膜肌之间。

【操作】直刺0.5~1.2寸；可灸。

【主治】膝股内侧痛，阳痿，疝痛，月经不调，崩漏，小便难，阴部痛痒。

11. 横骨

【定位】仰卧。在下腹部，当脐中下5寸，前正中线旁开0.5寸。

【操作】直刺0.8~1.2寸;可灸。

【主治】少腹胀痛,腰痛,遗精,阳痿,遗尿,小便不通,疝气。

12. 大赫

【定位】仰卧。在下腹部,当脐中下4寸,前正中线旁开0.5寸。

【操作】直刺0.8~1.2寸;可灸。

【主治】月经不调,带下,痛经,不孕,阴部痛,子宫脱垂,遗精,阳痿,泄泻,痢疾。

13. 气穴

【定位】仰卧。在下腹部,当脐中下3寸,前正中线旁开0.5寸。

【操作】直刺或斜刺0.8~1.2寸;可灸。

【主治】月经不调,带下,小便不通,腰痛,不孕,阳痿,泄泻,痢疾。

14. 四满

【定位】仰卧。在下腹部,当脐中下 2 寸,前正中线旁开 0.5 寸。

【操作】直刺 0.8 ~1.2 寸;可灸。

【主治】腹痛,月经不调,带下,不孕,遗精,遗尿,疝气,便秘,水肿。

15. 中注

【定位】仰卧。在中腹部,当脐中下 1 寸,前正中线旁开 0.5 寸。

【操作】直刺 0.8 ~1.2 寸;可灸。

【主治】腰腹疼痛，月经不调，便秘，泄泻，痢疾。

16. 肓俞

【定位】仰卧。在中腹部，当脐中旁开0.5寸。

【操作】直刺0.8～1.2寸；可灸。

【主治】腹痛，腹胀，腰痛，呕吐，泄泻，痢疾，便秘，疝气。

17. 商曲

【定位】仰卧。在上腹部，当脐中上2寸，前正中线旁开0.5寸。

【操作】直刺0.5～0.8寸；可灸。

【主治】腹痛，泄泻，便秘。

18. 石关

【定位】仰卧。在上腹部，当脐中上3寸，前正中线旁开

0.5 寸。

【操作】直刺 0.5 ~0.8 寸;可灸。

【主治】腹痛,不孕,胃痛,呕吐,便秘。

19. 阴都

【定位】仰卧。在上腹部,当脐中上 4 寸,前正中线旁开 0.5 寸。

【操作】直刺 0.5 ~0.8 寸;可灸。

【主治】腹胀,肠鸣,腹痛,便秘,不孕。

20. 腹通谷

【定位】仰卧。在上腹部,当脐中上 5 寸,前正中线旁开 0.5 寸。

【操作】直刺 0.5 ~0.8 寸;可灸。

【主治】腹痛,腹胀,呕吐。

21. 幽门

【定位】仰卧。在上腹部,当脐中上6寸,前正中线旁开0.5寸。

【操作】直刺0.5~0.8寸;可灸。

【主治】胃痛,呕吐,腹痛,腹胀,泄泻,痢疾。

22. 步廊

【定位】仰卧。在胸部,当第五肋间隙,前正中线旁开2寸。

【操作】斜刺或平刺0.5~0.8寸,不可深刺,以免伤及内脏;可灸。

【主治】胸胁胀满,胸痛,咳嗽,气喘,呕吐,乳痈。

23. 神封

【定位】仰卧。在胸部,当第四肋间隙,前正中线旁开2寸。

【操作】斜刺或平刺 0.5～0.8 寸，不可深刺，以免伤及内脏；可灸。

【主治】咳嗽，气喘，胸胁支满，呕吐，乳痈。

24. 灵墟

【定位】仰卧。在胸部，当第三肋间隙，前正中线旁开 2 寸。

【操作】斜刺或平刺 0.5～0.8 寸，不可深刺，以免伤及内脏；可灸。

【主治】咳嗽，气喘，胸胁胀痛，呕吐，乳痈。

25. 神藏

【定位】仰卧。在胸部，当第二肋间隙，前正中线旁开 2 寸。

【操作】斜刺或平刺 0.5～0.8 寸；可灸。

【主治】胸痛，咳嗽，气喘，呕吐。

第二章　奇经八脉

一、任脉

【经脉循行】　起于小腹内，下出会阴部，向前上行经阴毛部，沿腹内前正中线向上到达咽喉部，再上行环绕口唇，经面部进入目眶下。

【主要病候】　疝气，带下，腹中痞块等症。

【主治概要】　本经腧穴主治腹、胸、颈、头面的局部病证，及相应的内脏器官病证，少数腧穴有强壮作用或可治疗神志病。

【本经腧穴】　起于会阴，止于承浆，一名一穴，共24个穴位。

1. 会阴

【定位】仰卧屈膝。在会阴部，男性当阴囊根部与肛门连线的中点。女性当大阴唇后联合与肛门连线的中点。

【操作】直刺 0.5 ~1 寸，孕妇慎用；可灸。

【主治】阴痒，阴痛，阴挺，脱肛，疝气，痔疮，遗精，月经不调，二便不利，溺水窒息，昏迷，癫狂。

2. 曲骨

【定位】仰卧。在前正中线上，耻骨联合上缘的中点处。

【操作】直刺 0.5 ~1 寸，针前排尿，孕妇禁针；可灸。

【主治】带下，小便淋沥，遗尿，阳痿，月经不调，痛经，少腹胀满。

3. 中极

【定位】仰卧。在下腹部，前正中线上，当脐中下4寸。

【操作】直刺0.5~1寸，针前排尿，孕妇禁针；可灸。

【主治】癃闭，遗尿，崩漏，带下，痛经，遗精，阳痿，阴挺，疝气。

4. 关元

【定位】仰卧。在下腹部，前正中线上，当脐中下3寸。

【操作】直刺0.5~1寸，针前排尿，孕妇禁针；可灸。

【主治】少腹疼痛，呕吐，泄泻，疝气，遗精，阳痿，遗尿，尿闭，尿频，月经不调，痛经，带下，不孕，中风脱证，虚劳羸瘦。

5. 石门

【定位】仰卧。在下腹部，前正中线上，当脐中下2寸。

【操作】直刺 0.5 ~1 寸,孕妇慎用;可灸。

【主治】水肿,小便不利,泄泻,疝气,遗精,阳痿,经闭,崩漏,带下。

6. 气海

【定位】仰卧。在下腹部,前正中线上,当脐中下 1.5 寸。

【操作】直刺 0.8 ~1.2 寸,孕妇慎用;可灸。

【主治】腹痛,便秘,泄泻,癃闭,遗尿,疝气,阳痿,月经不调,经闭,不孕,阴挺,中风脱证。

7. 阴交

【定位】仰卧。在下腹部,前正中线上,当脐中下 1 寸。

【操作】直刺 0.5 ~1 寸;可灸。

【主治】腹痛,水肿,小便不利,疝气,月经不调,带下。

8. 神阙

【定位】仰卧。在腹中部，脐中央。

【操作】禁刺；宜灸。

【主治】泄泻，腹痛，脱肛，水肿，虚脱，中风脱证，尸厥。

9. 水分

【定位】仰卧。在上腹部，前正中线上，当脐中上1寸。

【操作】直刺0.5～1寸；宜灸。

【主治】腹痛，肠鸣，反胃，泄泻，水肿，小便不利。

10. 下脘

【定位】仰卧。在上腹部，前正中线上，当脐中上2寸。

【操作】直刺0.8～1.2寸；可灸。

【主治】腹胀，腹痛，肠鸣，泄泻，呕吐，食谷不化，痞块。

11. 建里

【定位】仰卧。在上腹部，前正中线上，当脐中上3寸。

【操作】直刺0.8～1寸；可灸。

【主治】胃痛，呕吐，呃逆，食欲不振，腹胀，水肿。

12. 中脘

【定位】仰卧。在上腹部，前正中线上，当脐中上4寸。

【操作】直刺0.8～1.2寸；可灸。

【主治】胃痛，呕吐，呃逆，吞酸，腹胀，肠鸣，泄泻，黄疸，癫痫。

13. 上脘

【定位】仰卧。在上腹部，前正中线上，当脐中上5寸。

【操作】直刺0.5～1寸；可灸。

【主治】胃痛，呕吐，反胃，腹胀，腹痛，泄泻，癫痫。

14. 巨阙

【定位】仰卧。在上腹部,前正中线上,当脐中上6寸。

【操作】直刺0.5~0.6寸,向下斜刺;可灸。

【主治】胸痛,心悸,呕吐,吞酸,噎膈,癫狂。

15. 鸠尾

【定位】仰卧。在上腹部,前正中线上,当胸剑结合部下1寸。

【操作】直刺0.3~0.6寸,向下斜刺;可灸。

【主治】胸痛,腹胀,癫狂。

16. 中庭

【定位】仰卧。在胸部,前正中线上,平第五肋间,即胸剑结合部。

【操作】平刺0.3～0.5寸;可灸。

【主治】胸胁胀满,心痛,噎膈,呕吐,小儿吐乳。

17. 膻中

【定位】仰卧。在胸部,当前正中线上,平第四肋间,两乳头连线的中点。

【操作】平刺0.3～0.5寸;可灸。

【主治】胸闷,胸痛,咳嗽,气喘,心悸,呕吐,噎膈,产妇乳少,乳痈。

18. 玉堂

【定位】仰卧。在胸部,当前正中线上,平第三肋间。

【操作】平刺0.3～0.5寸;可灸。

【主治】胸痛,咳嗽,气喘,心烦,呕吐。

19. 紫宫

【定位】仰卧。当前正中线上,平第二肋间。

【操作】平刺0.3~0.5寸;可灸。

【主治】胸痛,咳嗽,气喘,心烦。

20. 华盖

【定位】仰卧。在胸部,平第一肋间。

【操作】平刺0.3~0.5寸;可灸。

【主治】咳嗽,气喘,胸胁胀痛。

21. 璇玑

【定位】仰卧。在胸部,当前正中线上,胸骨上窝中央下1寸。

【操作】平刺0.3~0.5寸;可灸。

【主治】咳嗽，气喘，胸痛，咽喉肿痛。

22. 天突

【定位】仰卧。在颈部，当前正中线上，胸骨上窝中央。

【操作】先直刺0.2寸，然后将针尖朝向下方，沿胸骨柄后缘、气管前缘缓慢向下刺入0.5~1寸；可灸。

【主治】哮喘，咳嗽，胸痛，暴喑，咽喉肿痛，瘿气，梅核气。

23. 廉泉

【定位】仰卧。在颈部，当前正中线上，喉结上方，舌骨上缘凹陷处。

【操作】向舌根斜刺0.5~0.8寸；可灸。

【主治】舌下肿痛，舌根缩急，舌纵涎出，舌强失语，暴喑，喉痹。

24. 承浆

【定位】仰卧或仰靠坐。在面部，当颏唇沟的正中凹陷处。

【操作】斜刺0.3～0.5寸；可灸。

【主治】口㖞，齿痛，流涎，暴喑，面肿，面瘫，头项强痛，癫痫。

二、督脉

【经脉循行】 起于小腹内，下出于会阴部，向后行于脊柱的内部，上达项后风府，进入脑内，上行巅顶，沿前额下行鼻柱，止于上唇系带处。

【主要病候】 脊柱强痛，角弓反张等症。

【主治概要】 本经腧穴主治腰骶、背、头项、局部病证及相应的内脏病，部分腧穴可治神志病、热病等。

【本经腧穴】 起于长强，止于龈交，一名一穴，共28个穴位。

1. 长强

【定位】跪伏或胸膝。在尾骨端下，当尾骨端与肛门连线的中点处。

【操作】斜刺，针尖向上与骶骨平行刺入0.5~1寸，不得刺穿直肠，以防感染，可灸。

【主治】痔疮，便血，泄泻，便秘，脱肛，癫狂，腰脊强痛。

2. 腰俞

【定位】俯卧。在骶部，当后正中线上，适对骶管裂孔。

【操作】向上斜刺0.5~1寸；可灸。

【主治】腰脊疼痛，痔疮，月经不调，癫痫，下肢痿痹。

3. 腰阳关

【定位】俯卧。在腰部，当后正中线上，第四腰椎棘突下凹陷中。

【操作】直刺0.5~1寸,可灸。

【主治】腰骶疼痛,下肢痿痹,月经不调,遗精,阳痿。

4. 命门

【定位】俯卧。在腰部,当后正中线上,第二腰椎棘突下凹陷中。

【操作】直刺0.5~1寸;可灸。

【主治】腰酸背痛,遗尿,尿频,泄泻,遗精,阳痿,带下,月经不调。

5. 悬枢

【定位】俯卧。在腰部,当后正中线上,第一腰椎棘突下凹陷中。

【操作】直刺0.5～1寸;可灸。

【主治】腰脊强痛,肠鸣,腹痛,完谷不化,泄泻。

6. 脊中

【定位】俯卧或俯伏坐。在背部,当后正中线上,第十一胸椎棘突下凹陷中。

【操作】斜刺0.5～1寸;可灸。

【主治】腰脊强痛,泄泻,黄疸,痔疮,脱肛,癫痫。

7. 中枢

【定位】俯卧或俯伏坐。在背部,当后正中线上,第十胸椎棘突下凹陷中。

【操作】斜刺0.5～1寸;可灸。

【主治】黄疸,呕吐,腹满,食欲不振,腰背疼痛。

8. 筋缩

【定位】俯卧或俯伏坐。在背部，当后正中线上，第九胸椎棘突下凹陷中。

【操作】斜刺 0.5～1 寸；可灸。

【主治】腰脊强痛，胃痛，癫痫。

9. 至阳

【定位】俯卧或俯伏坐。在背部，当后正中线上，第七胸椎棘突下凹陷中。

【操作】斜刺 0.5～1 寸；可灸。

【主治】黄疸，胸胁胀痛，咳喘，脊强，背痛。

10. 灵台

【定位】俯卧或俯伏坐。在背部，当后正中线上，第六胸椎棘突下凹陷中。

【操作】斜刺0.5～1寸;可灸。

【主治】咳嗽,气喘,背痛,项强,疔疮,疟疾。

11. 神道

【定位】俯卧或俯伏坐。在背部,当后正中线上,第五胸椎棘突下凹陷中。

【操作】斜刺0.5～1寸;可灸。

【主治】心悸,健忘,咳喘,脊背强痛,癫痫。

12. 身柱

【定位】俯卧或俯伏坐。在背部,当后正中线上,第三胸椎棘突下凹陷中。

【操作】斜刺0.5～1寸;可灸。

【主治】腰脊强痛,咳嗽,气喘,癫狂,疟疾。

13. 陶道

【定位】俯卧或俯伏坐。在背部,当后正中线上,第一胸椎棘突下凹陷中。

【操作】斜刺0.5~1.2寸;可灸。

【主治】头痛,热病,疟疾,脊项强急。

14. 大椎

【定位】俯卧或俯伏坐。在后正中线上,第七颈椎棘突下凹陷中。

【操作】斜刺0.5~1寸;可灸。

【主治】热病,疟疾,头痛,颈项强痛,感冒,咳嗽,气喘,骨蒸盗汗,风疹,癫痫。

15. 哑门

【定位】俯卧或正坐。在项部，当后发际正中直上0.5寸，第一颈椎下。

【操作】伏案正坐，使头微前倾，项肌放松，向下颌方向缓慢刺入0.5～1寸；不可灸。

【主治】舌强不语，暴喑，头痛，项强，癫狂。

16. 风府

【定位】俯卧或正坐。在项部，当后发际正中直上1寸，枕外隆凸直下，两侧斜方肌之间凹陷中。

【操作】伏案正坐，使头微前倾，项肌放松，向下颌方向缓慢刺入0.5～1寸，针尖不可向上，以免刺入枕骨大孔，误伤延髓；不可灸。

【主治】头痛，项强，眩晕，咽喉肿痛，失音，中风，癫狂。

17. 脑户

【定位】俯伏坐。在头部，后发际正中直上 2.5 寸，风府上 1.5 寸，枕外隆凸的上缘凹陷处。

【操作】平刺 0.5～1 寸；可灸。

【主治】头痛头重，眩晕，项强，音哑，癫狂，瘿瘤。

18. 强间

【定位】正坐或俯伏坐。在头部，当后发际正中直上 4 寸（脑户上 1.5 寸）。

【操作】平刺 0.5～0.8 寸；可灸。

【主治】头痛，目眩，项强，癫狂。

19. 后顶

【定位】正坐或俯位。在头部，当后发际正中直上 5.5 寸（脑户上 3 寸）。

【操作】平刺 0.5 ~1 寸；可灸。

【主治】头痛，项强，眩晕，癫狂痫。

20. 百会

【定位】正坐或卧位。在头部，当前发际正中直上 5 寸，或两耳尖连线的中点处。

【操作】平刺 0.5 ~1 寸；可灸。

【主治】头痛，眩晕，不寐，健忘，中风失语，偏瘫，痢疾，脱肛，痔漏，阴挺，尸厥，癫狂。

21. 前顶

【定位】正坐或仰卧。在头部，当前发际正中直上3.5寸(百会前1.5寸)。

【操作】平刺0.5~0.8寸;可灸。

【主治】头痛，眩晕，目赤面肿，鼻渊，偏瘫，癫痫。

22. 囟会

【定位】正坐或仰卧。在头部，当前发际正中直上2寸(百会前3寸)。

【操作】平刺0.5~0.8寸，小儿禁刺;可灸。

【主治】头痛，眩晕，鼻渊，鼻衄，中风，癫痫。

23. 上星

【定位】仰卧或仰靠坐。在头部，当前发际正中直上1寸。

【操作】平刺 0.5～0.8 寸；可灸。

【主治】头痛，眩晕，目痛，鼻渊，鼻衄，热病，疟疾，癫狂。

24. 神庭

【定位】仰卧或仰靠坐。在头部，当前发际正中直上 0.5 寸。

【操作】平刺 0.3～0.8 寸；可灸。

【主治】头痛，眩晕，鼻渊，惊悸，失眠，癫狂痫。

25. 素髎

【定位】仰卧或仰靠坐。在面部，当鼻尖的正中央。

【操作】向上斜刺 0.3～0.5 寸，或点刺出血；不灸。

【主治】鼻渊，鼻衄，酒糟鼻，喘息，惊厥，昏迷，新生儿窒息。

26. 水沟

【定位】仰卧或仰靠坐。在面部，当人中沟的上 1/3 与中

1/3 交点处。

【操作】向上斜刺 0.3 ~0.5 寸(或用指甲按切);不灸。

【主治】中风,口㖞,面肿,腰背强痛,昏迷,晕厥,癫狂痫。

27. 兑端

【定位】仰卧或仰靠坐。在面部,当上唇的尖端,人中沟下端的皮肤与唇的移行部。

【操作】斜刺 0.2 ~0.3 寸;不灸。

【主治】口㖞唇紧,牙龈肿痛,鼻衄,癫狂。

28. 龈交

【定位】仰卧或仰靠坐。在上唇内,唇系带与上齿龈的相接处。

【操作】向上斜刺 0.2 ~0.3 寸;不灸。

【主治】牙龈肿痛，口㖞，口臭，口噤，齿衄，鼻渊，腰扭伤，项强，癫狂，痔疮。

三、冲脉

【经脉循行】 起于小腹内，下出于会阴部，向上行于脊柱之内，其外行者经气冲与足少阴经交会，沿着腹部两侧，上达咽喉，环绕口唇。

【主要病候】 胸腹气逆而拘急。

【主治概要】 少腹痛，气上逆，心烦，心痛，胸闷，胁胀，腹内窘迫，二便不利，疝气，遗尿，大便失禁及不孕，不育，崩漏，月经不调等病证。

【交会腧穴】 会阴、阴交（任脉）、气冲（足阳明经）、横骨、大赫、气穴、四满、中注、肓俞、商曲、石关、阴都、通谷、幽门（足少阴经)。此外,足太阴脾经公孙穴通于冲脉。

四、带脉

【经脉循行】 起于季肋部的下面,斜向下行到带脉、五枢、维道穴,横行绕身一周。

【主要病候】 腹满,腰部觉冷如坐于水中。

【主治概要】 痿证,月经不调,赤白带下,腰腹胀满,绕脐痛,阴股痛,胁肋痛等病证。

【交会腧穴】 带脉、五枢、维道(足少阴经)。此外,足少阳胆经的足临泣穴通于带脉。

五、阴维脉

【经脉循行】 起于小腿内侧,沿大腿内侧上行至腹部,与足太阴经相合,循胸在颈部合于任脉。

【主要病候】 心腹痛，胸胁痛。

【主治概要】 心痛，胃痛，胸腹胁痛，中满，痞胀，肠鸣，泄泻，食难下膈，腹中结块等病证。

【交会腧穴】 筑宾（足少阴经）、府舍、大横、腹哀（足太阴经）、期门（足厥阴经）、天突、廉泉（任脉）。此外，手厥阴心包经的内关穴通于阴维。

六、阳维脉

【经脉循行】 起于足跟外侧，向上经过外踝，沿足少阳经上行髋关节部，经胁肋后侧，从腋后上肩，至前额，再到项后，合于督脉。

【主要病候】 恶寒发热，腰痛。

【主治概要】 发冷，发热，肢节酸痛，头项疼痛，手足热，盗汗,自汗等病证。

【交会腧穴】 金门(足太阳经)、阳交(足少阳经)、臑俞(手太阳经)、天髎(手少阳经)、肩井(足少阳经)、头维(足阳明经)、本神、阳白、头临泣、目窗、正营、承灵、脑空、风池(足少阳经)、风府、哑门(督脉)。此外,手少阳三焦经的外关穴通于阳维。

七、阴蹻脉

【经脉循行】 起于足内踝之下,上行内踝的上面,向上沿大腿内侧,进入阴部,上行腹,沿着胸里,进入锁骨上窝,经过人迎的前面,过颧部,到目内眦,与足太阳经和阳蹻脉相会合。

【主要病候】 目痛,多眠。阳缓而阴急。

【主治概要】 肢体外侧肌肉松弛而内侧拘急,咽喉气塞,小便淋沥,大便艰难,肠鸣,泄泻,呕吐,嗳气,反胃,黄疸,腹中积块，梅核气等病证。

【交会腧穴】 照海、交信（足少阴经）、睛明（足太阳经）。足少阴肾经的照海穴通于阴蹻。

八、阳蹻脉

【经脉循行】 起于足跟外侧，经外踝下，当踝后绕跟向上，过小腿外侧，直上循大腿外侧，上行胁肋后侧，从腋后上肩，循颈，挟口，上循鼻外，至目内眦，与阴蹻脉会合，再沿足太阳经上行入发际，下耳后，入风池，在项中两筋间入脑。

【主要病候】 目痛，不眠。阴缓而阳急。

【主治概要】 肢体内侧肌肉弛缓而外侧拘急，腰背强直，恶风，自汗，头痛，目赤痛，眉棱骨痛，耳鸣，鼻衄，手足麻木、拘急，骨节疼痛，遍身肿，癫痫等病证。

【交会腧穴】 申脉、仆参、跗阳（足太阳经）、居髎（足少阳经）、臑俞（手太阳经）、肩髃、巨骨（手阳明经）、天髎（手少阳经）、地仓、巨髎、承泣（足阳明经）、睛明（足太阳经）。足太阳膀胱经的申脉通于阳蹻。

第三章　常用经外奇穴

一、头颈部穴

1. 四神聪

【定位】正坐位或仰卧。在头顶部，当百会前后左右各1寸，共4个穴位。

【操作】平刺0.5～0.8寸；可灸。

【主治】头痛，眩晕，失眠，健忘，偏瘫，癫狂，痫证。

2. 当阳

【定位】正坐位或仰卧。在头前部，当瞳孔直上，前发际上1寸。

【操作】沿皮刺0.5~0.8寸;可灸。

【主治】偏、正头痛,头昏目眩,目赤肿痛,鼻塞。

3. 印堂

【定位】正坐仰靠或仰卧。在额部,当两眉头之中间。

【操作】向下平刺0.3~0.5寸,提捏进针或点刺出血;可灸。

【主治】头痛,头晕,鼻渊,鼻衄,小儿惊风,失眠。

4. 鱼腰

【定位】正坐或仰卧。在额部,瞳孔直上,眉毛中。

【操作】平刺0.3~0.5寸。

【主治】眉棱骨痛,目赤肿痛,目翳,眼睑瞤动,眼睑下垂,口眼㖞斜。

5. 太阳

【定位】正坐或侧伏坐或侧卧。在颞部,当眉梢与目外眦之间,向后约一横指的凹陷处。

【操作】直刺或斜刺0.3~0.5寸,或点刺出血;禁灸。

【主治】头痛,目赤肿痛,目眩,目涩,口眼㖞斜,牙痛。

6. 耳尖

【定位】正坐或侧伏坐。在耳郭的上方,当折耳向前,耳郭上方的尖端处。

【操作】直刺0.1~0.2寸,或点刺出血;可灸。

【主治】目赤肿痛,目翳,麦粒肿,喉痹,沙眼。

7. 球后

【定位】仰卧或仰靠坐。当眶下缘外1/4与内3/4交界处。

【操作】轻推眼球向上，针沿眶下缘缓慢直刺0.5～1寸，不提插捻转；不灸。

【主治】目疾。

8. 上迎香

【定位】仰卧位或仰靠坐。在面部，当鼻翼软骨与鼻甲的交界处，近鼻唇沟上端处。

【操作】向内上方斜刺0.3～0.5寸；可灸。

【主治】头痛，鼻塞，鼻中息肉，暴发火眼，迎风流泪。

9. 内迎香

【定位】仰靠坐。在鼻孔内，当鼻翼软骨与鼻甲交界的黏膜处。

【操作】用三棱针点刺出血。有出血体质者忌用。

【主治】目赤肿痛，鼻疾，喉痹，中暑，眩晕。

10. 聚泉

【定位】正坐，张口伸舌。在口腔内，当舌背正中缝的中点处。

【操作】直刺0.1～0.2寸，或用三棱针点刺出血。

【主治】舌强，舌缓，消渴，哮喘，咳嗽，味觉减退。

11. 海泉

【定位】正坐张口，舌转卷向后方。在口腔内，当舌下系带中点处。

【操作】用圆利针或细三棱针点刺出血。

【主治】重舌肿胀，舌缓不收，呕吐，腹泻，消渴。

12. 金津、玉液

【定位】正坐张口，舌转卷向后方，于舌面下，舌系带两旁之静脉上取穴。左称金津，右称玉液。

【操作】点刺出血。

【主治】舌强，舌肿，口疮，消渴，呕吐，失语。

13. 翳明

【定位】正坐或仰卧、侧卧。在项部，当翳风后 1 寸。

【操作】直刺 0.5 ~ 1 寸；可灸。

【主治】目疾，头痛，眩晕，耳鸣，失眠。

14. 颈百劳

【定位】俯伏坐或俯卧。在颈部，当大椎直上 2 寸，后正中线旁开 1 寸。

【操作】直刺 0.5 ~ 1 寸；可灸。

【主治】颈项强痛，咳嗽，气喘，落枕。

二、胸腹部穴

子宫

【定位】仰卧。在下腹部，当脐中下 4 寸，中极旁开 3 寸。

【操作】直刺 0.8～1.2 寸；可灸。

【主治】子宫脱垂，痛经，月经不调，不孕，疝气。

三、背部穴

1. 定喘

【定位】俯伏坐或伏卧。在背部，在第七颈椎棘突下，旁开 0.5 寸。

【操作】直刺 0.5～1 寸；可灸。

【主治】落枕，肩背痛，上肢疼痛不举，哮喘，咳嗽，荨麻疹。

2. 夹脊

【定位】俯卧。在背腰部，当第一胸椎至第五腰椎棘突下两侧,后正中线旁开 0.5 寸,一侧 17 个穴位。

【操作】直刺 0.3 ~0.5 寸,或用梅花针叩刺;可灸。

【主治】主治范围较广,其中上胸部穴位治疗心、肺及上肢疾病,下胸部穴位治疗胃肠疾病,腰部穴位治疗腰、腹及下肢疾病。

3. 胃脘下俞

【定位】俯卧。在背部,当第八胸椎棘突下,旁开 1.5 寸。

【操作】斜刺 0.3 ~0.5 寸;可灸。

【主治】胃痛,腹痛,胸胁痛,消渴,咽干。

4. 痞根

【定位】俯卧。在腰部,当第一腰椎棘突下,旁开 3.5 寸。

【操作】直刺 0.5 ~1 寸;可灸。

【主治】腰痛,腹中痞块,疝痛,反胃。

5. 下极俞

【定位】俯卧。在腰部，当后正中线上，第三腰椎棘突下。

【操作】直刺0.5~1寸；可灸。

【主治】腰痛，腹痛，腹泻，小便不利，遗尿，下肢酸痛。

6. 腰眼

【定位】俯卧。在腰部，当第四腰椎棘突下，旁开约3.5寸凹陷中。

【操作】直刺0.5~1寸；可灸。

【主治】腰痛，月经不调，带下，虚劳羸瘦。

7. 十七椎

【定位】俯卧。在腰部，当后正中线上，第五腰椎棘突下。

【操作】直刺0.5~1寸；可灸。

【主治】腰骶痛，痛经，崩漏，下肢痿痹。

8. 腰奇

【定位】俯卧。在骶部，当尾骨端直上2寸，骶角之间凹陷中。

【操作】向上平刺1～1.5寸；可灸。

【主治】癫痫，便秘，痔疮，头痛，失眠。

四、上肢部穴

1. 肘尖

【定位】正坐屈肘。在肘后部，屈肘，当尺骨鹰嘴的尖端。

【操作】灸。

【主治】痈疽疔疮，瘰疬。

2. 二白

【定位】伸腕仰掌。在前臂掌侧，腕横纹上4寸，桡侧腕屈肌腱的两侧,一侧2个穴位。

【操作】直刺0.5~0.8寸;可灸。

【主治】前臂痛,胸肋痛,痔疮,脱肛。

3. 中泉

【定位】俯掌。在腕背侧横纹中,当指总伸肌腱桡侧的凹陷处。

【操作】直刺0.3~0.5寸;可灸。

【主治】腕关节疼痛,掌中热,脘腹胀痛,咳嗽气喘,心痛,目翳。

4. 中魁

【定位】握拳,掌心向胸。在中指背侧近侧指间关节的中点处。

【操作】灸。

【主治】呕吐,呃逆,指关节痛。

5. 大骨空

【定位】握拳，掌心向胸。在拇指背侧指间关节的中点处。

【操作】灸。

【主治】目痛，目翳，内障，指关节痛。

6. 小骨空

【定位】握拳，掌心向胸。在小指背侧指间关节中点处。

【操作】灸。

【主治】指关节痛，目赤肿痛，目翳。

7. 腰痛点

【定位】俯掌。在手背侧，当第二、三掌骨及第四、五掌骨之间，当腕横纹与掌指关节中点处，一侧2穴，左右共4个穴位。

【操作】直刺0.3～0.5寸；可灸。

【主治】手背红肿疼痛，头痛，急性腰扭伤。

8. 外劳宫

【定位】俯掌。在手背侧，第二、三掌骨之间，掌指关节后0.5寸。

【操作】直刺0.5～0.8寸；可灸。

【主治】手背红肿，手指麻木，落枕，胃痛。

9. 八邪

【定位】微握拳。在手背侧，微握拳，第一至五指间，指蹼缘后方赤白肉际处，左右共8个穴位。

【操作】向上斜刺0.5～0.8寸，或点刺出血；可灸。

【主治】手背肿痛，手指麻木，目痛，烦热，毒蛇咬伤。

10. 四缝

【定位】仰掌伸指。在第二至五指掌侧，近端指关节的中央,一侧4个穴位。

【操作】直刺0.1~0.2寸,挤出少量黄白色透明样黏液或出血。

【主治】疳积,消化不良,小儿腹泻,咳嗽气喘,百日咳。

11. 十宣

【定位】仰掌,十指微屈。在手十指尖端,距指甲游离缘0.1寸,左右共10个穴位。

【操作】浅刺0.1寸,或点刺出血。

【主治】高热,昏迷,小儿惊厥,咽喉肿痛,指端麻木。

五、下肢部穴

1. 髋骨

【定位】仰卧。在大腿前面下部,当梁丘两旁各1.5寸,一侧2穴,左右共4个穴位。

【操作】直刺0.5~1寸;可灸。

【主治】下肢疾患,如腿痛,下肢瘫痪,鹤膝风。

2. 鹤顶

【定位】屈膝。在膝上部,髌底的中点上方凹陷处。

【操作】直刺0.5~0.8寸;可灸。

【主治】膝痛,腿足无力,鹤膝风,下肢瘫痪,脚气。

3. 百虫窝

【定位】正坐屈膝或仰卧。在大腿内侧,髌底内侧上3寸,即血海上1寸。

【操作】直刺0.5~1寸;可灸。

【主治】皮肤瘙痒,风疹块,下部生疮。